Super-Pompe-Kräfte!

Deutsche Ausgabe

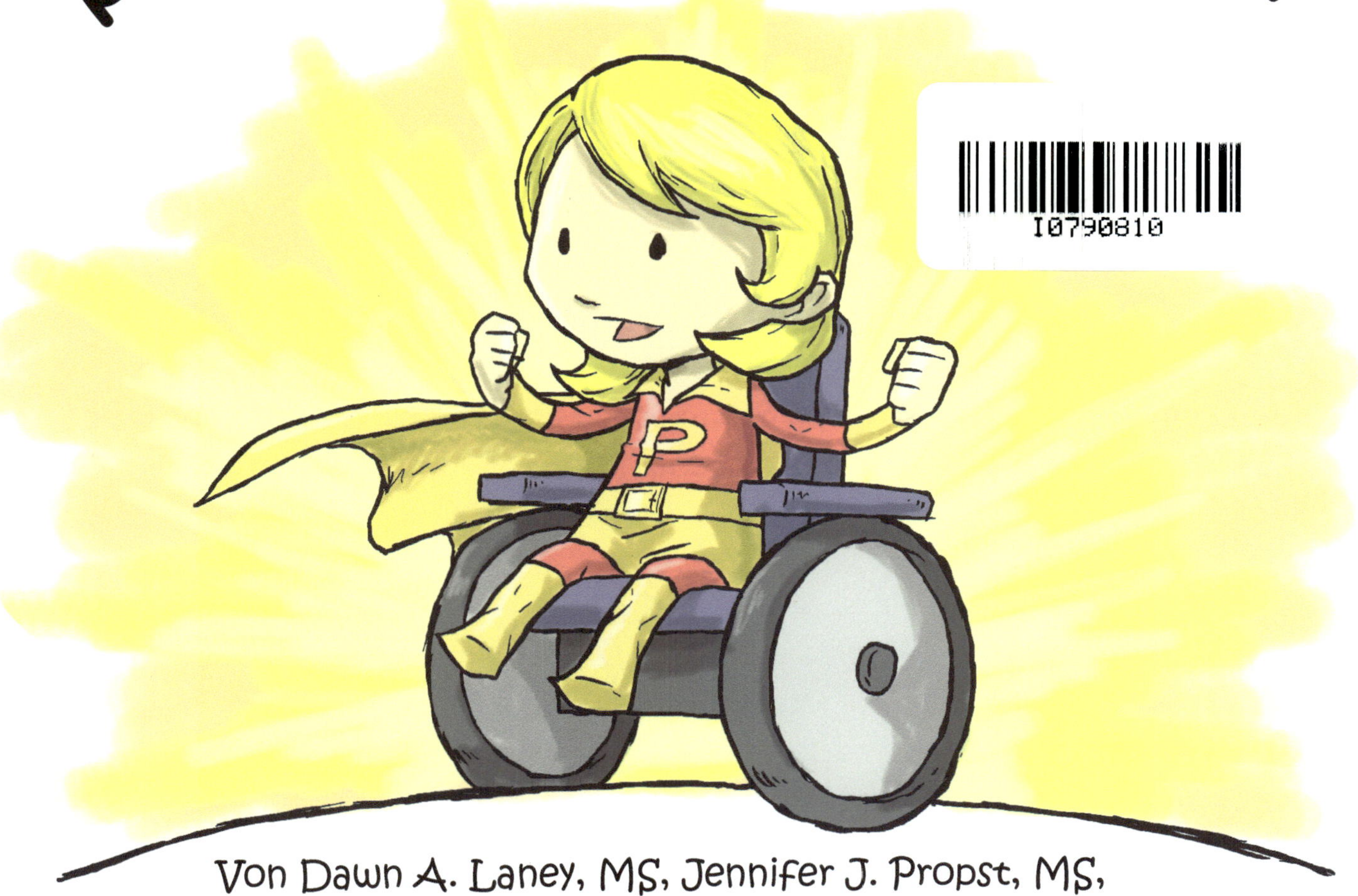

Von Dawn A. Laney, MS, Jennifer J. Propst, MS,
und Eleanor G. Botha, MS

Illustriert von Michael J. Johnson

Übersetzt von Angie Claussen

Hinweis: Dieses Buch hat Bilder zum Ausmalen und eine tolle
Geschichte zum Lesen. Wenn Sie weitere schwarz-weiße Malbilder
haben wollen, bitte schreiben Sie an Dawn Laney, dawn.laney@emory.edu
oder rufen Sie bei 001-404-778-8518 (Englisch) an.

Super-Pompe-Kräfte

ISBN-13: 978-1979815086
ISBN-10: 1979815089

Für alle Emory-Superhelden der
Vergangenheit, Gegenwart und Zukunft.

Vom Aussehen allein kann man nicht immer gleich erkennen, was jemand ist...

Ich heiße Helene und ich bin eine

Superheldin!

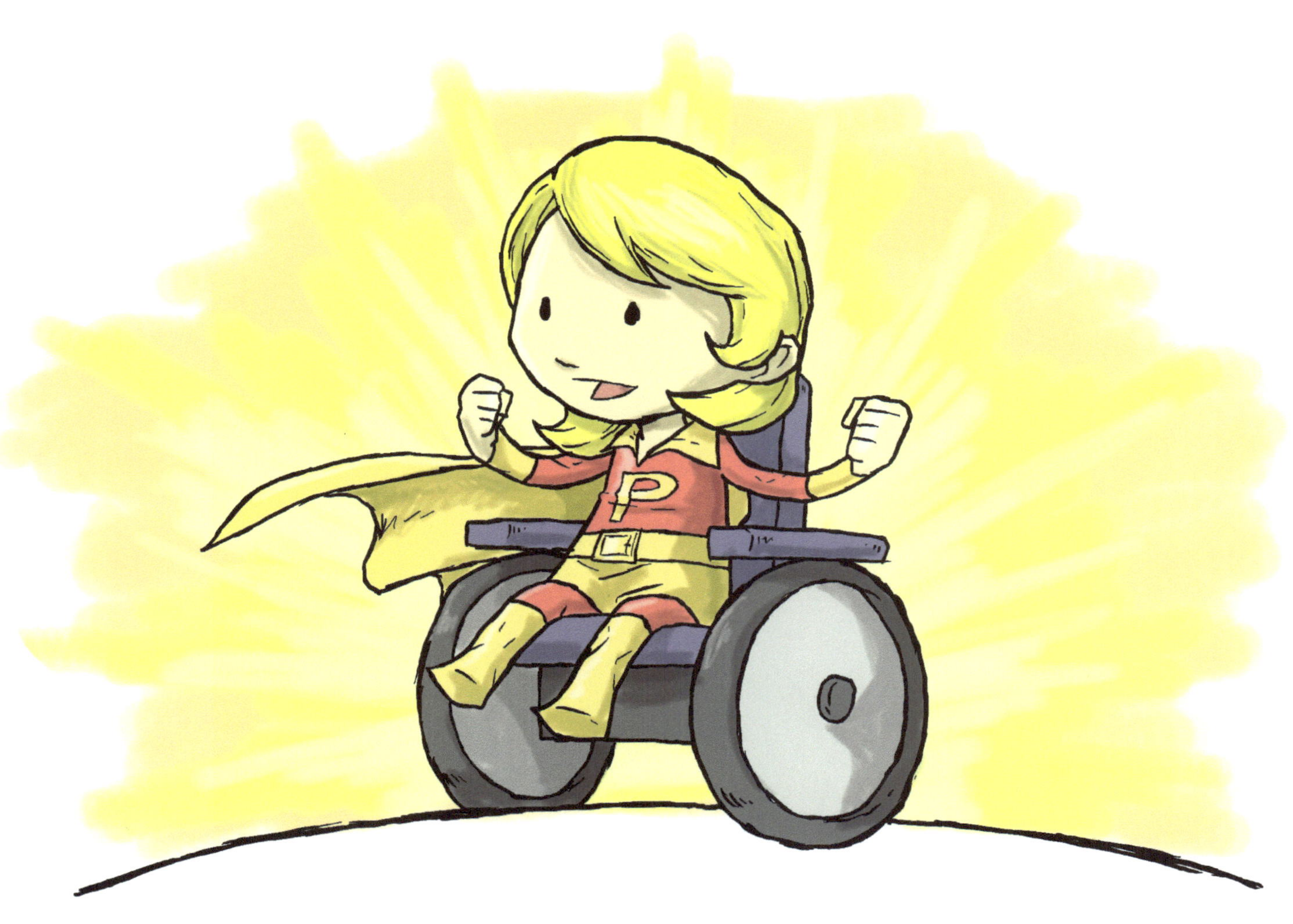

Meine Superkräfte sind Mut,
Geduld, und Hoffnung.

Ich kann mit meinen Kräften vieles tun!

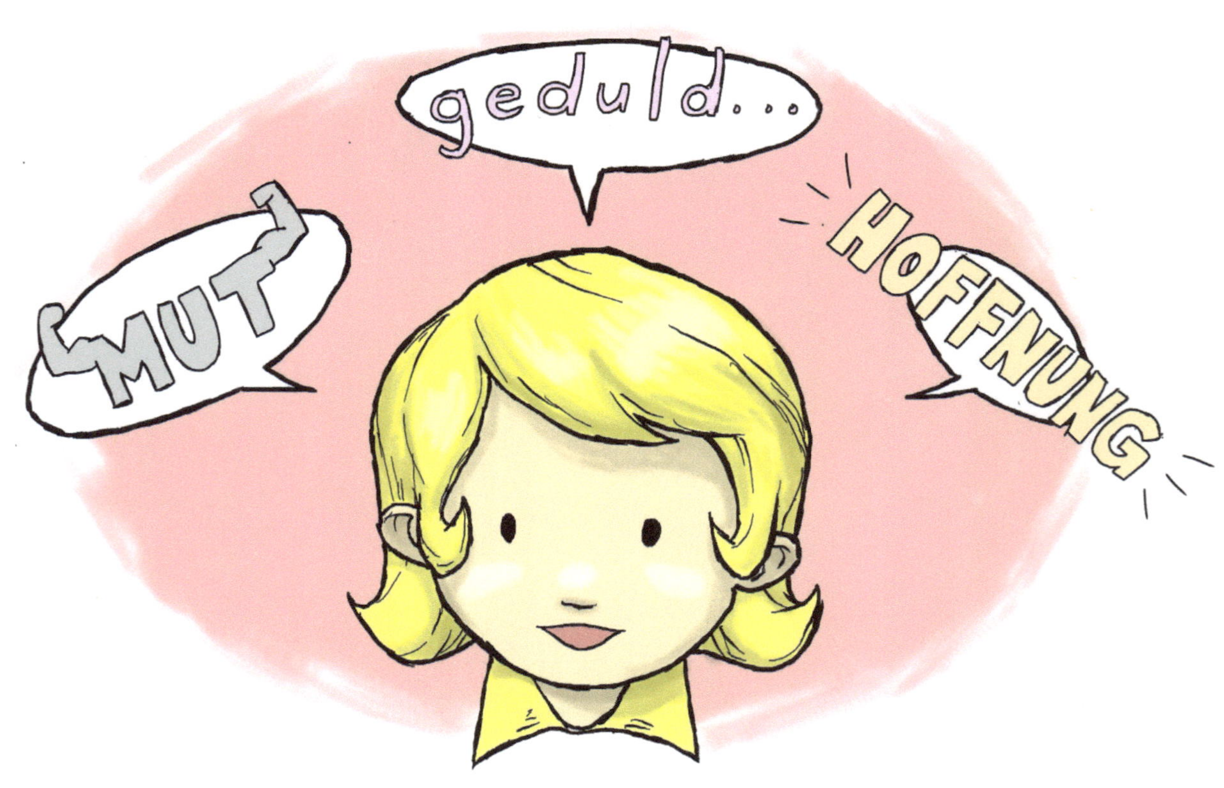

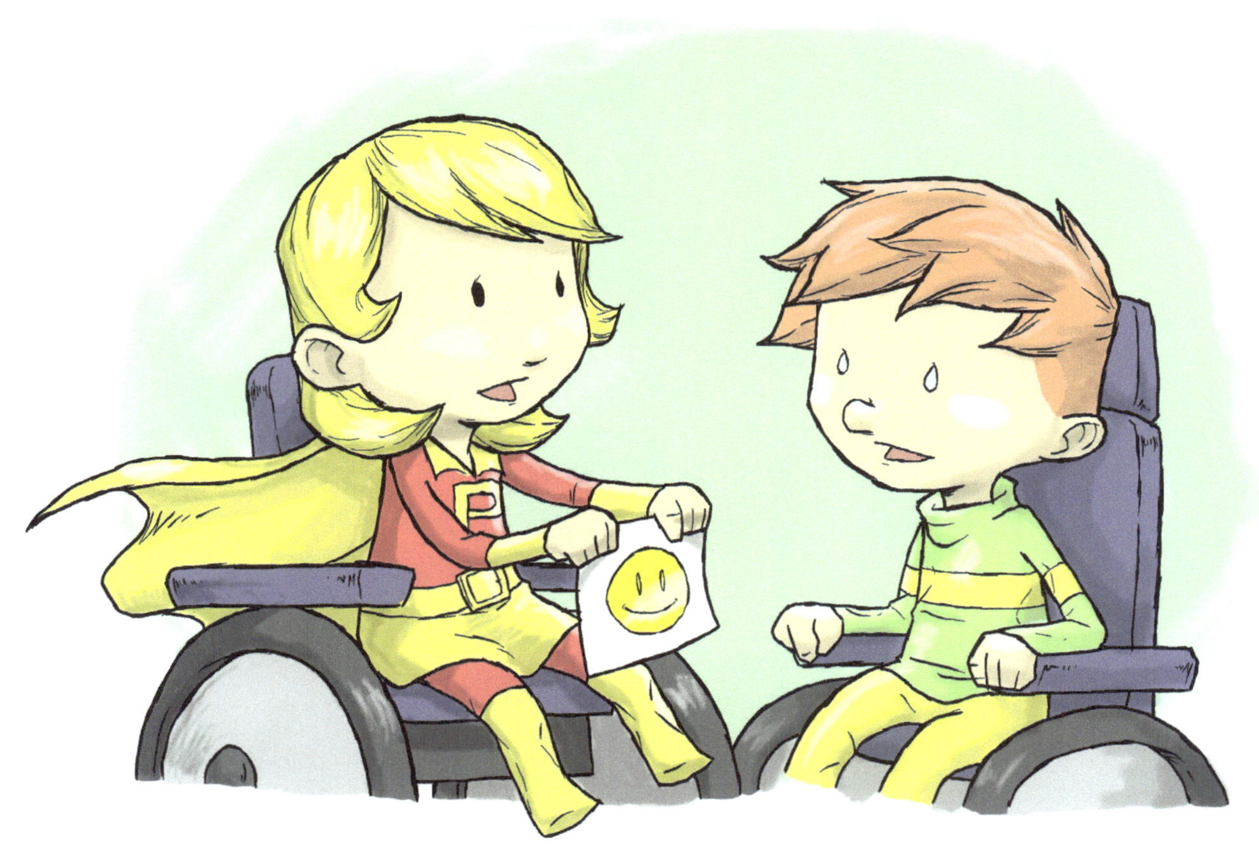

Ich kann Leute mit meinem
Lächeln aufmuntern.

Ich kann Leute aus einer Notlage befreien.

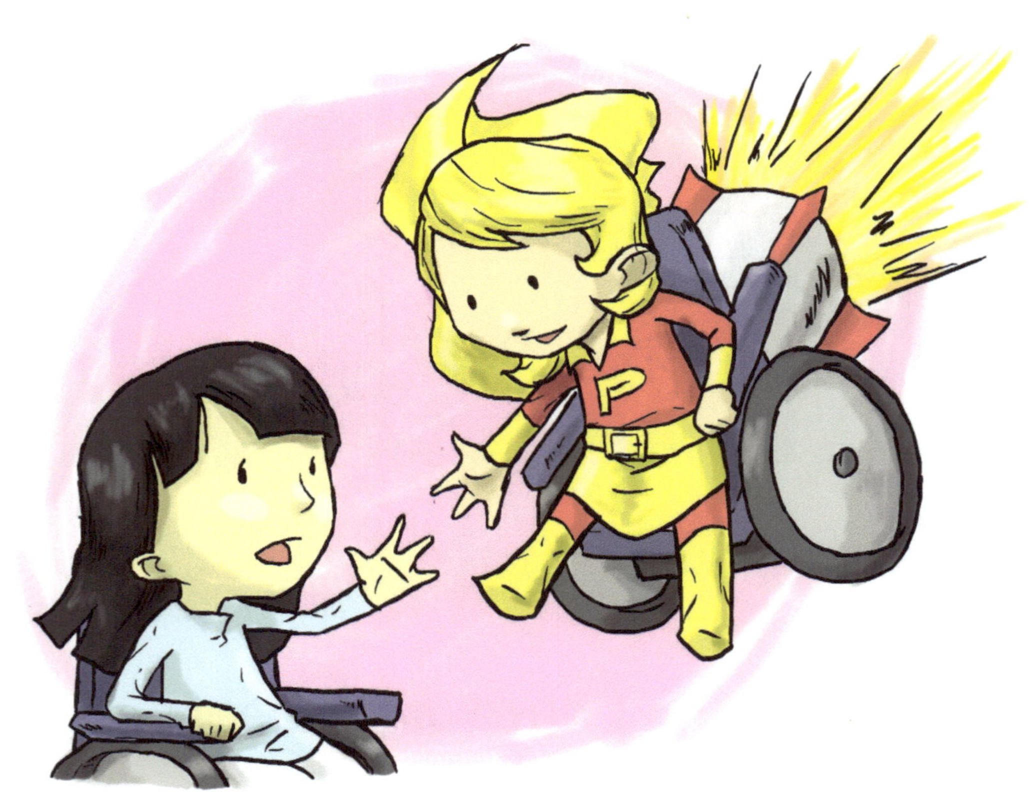

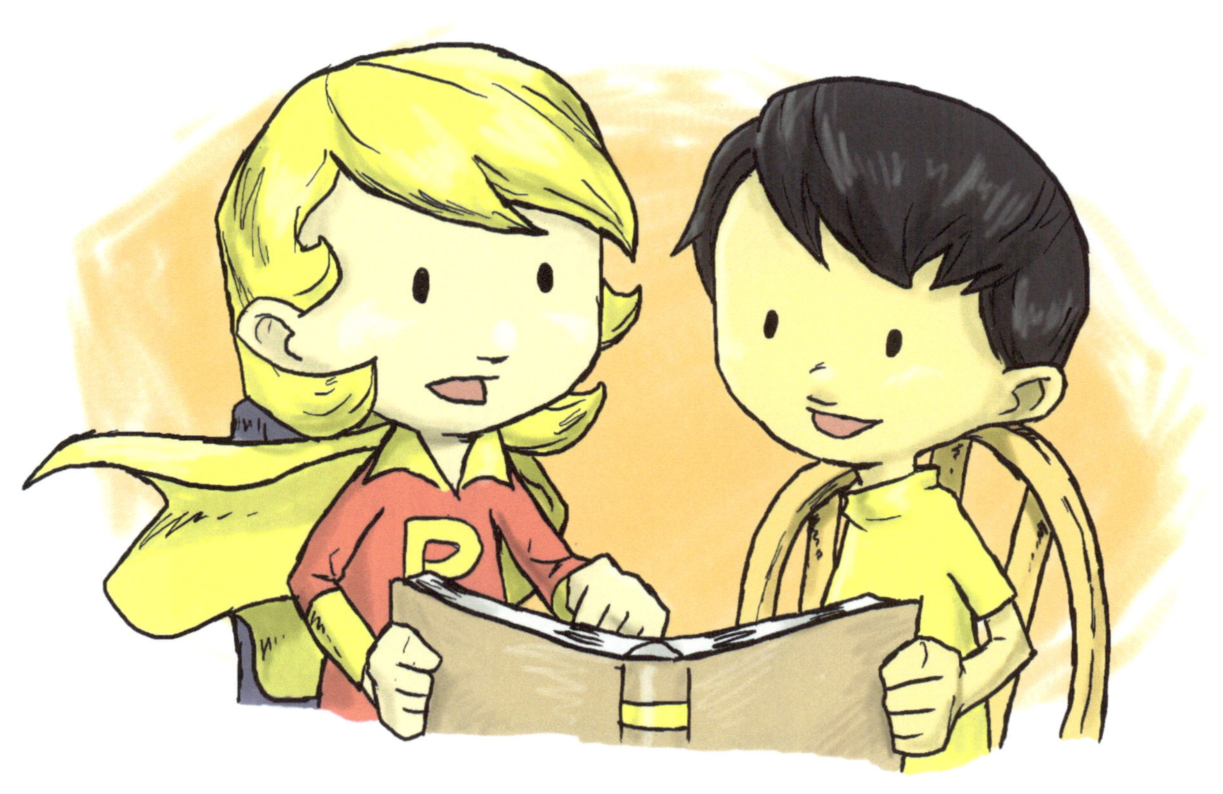

Ich kann Leuten helfen, schwierige
Sachen zu verstehen.
Das sind tolle Superkräfte!

Wie habe ich meine Superkräfte bekommen?

Es gab keine radioaktive Spinne, und von einem anderen Planeten stamme ich auch nicht.

Ich bin eine Superheldin, weil ich die habe. Pompe-Krankheit habe.

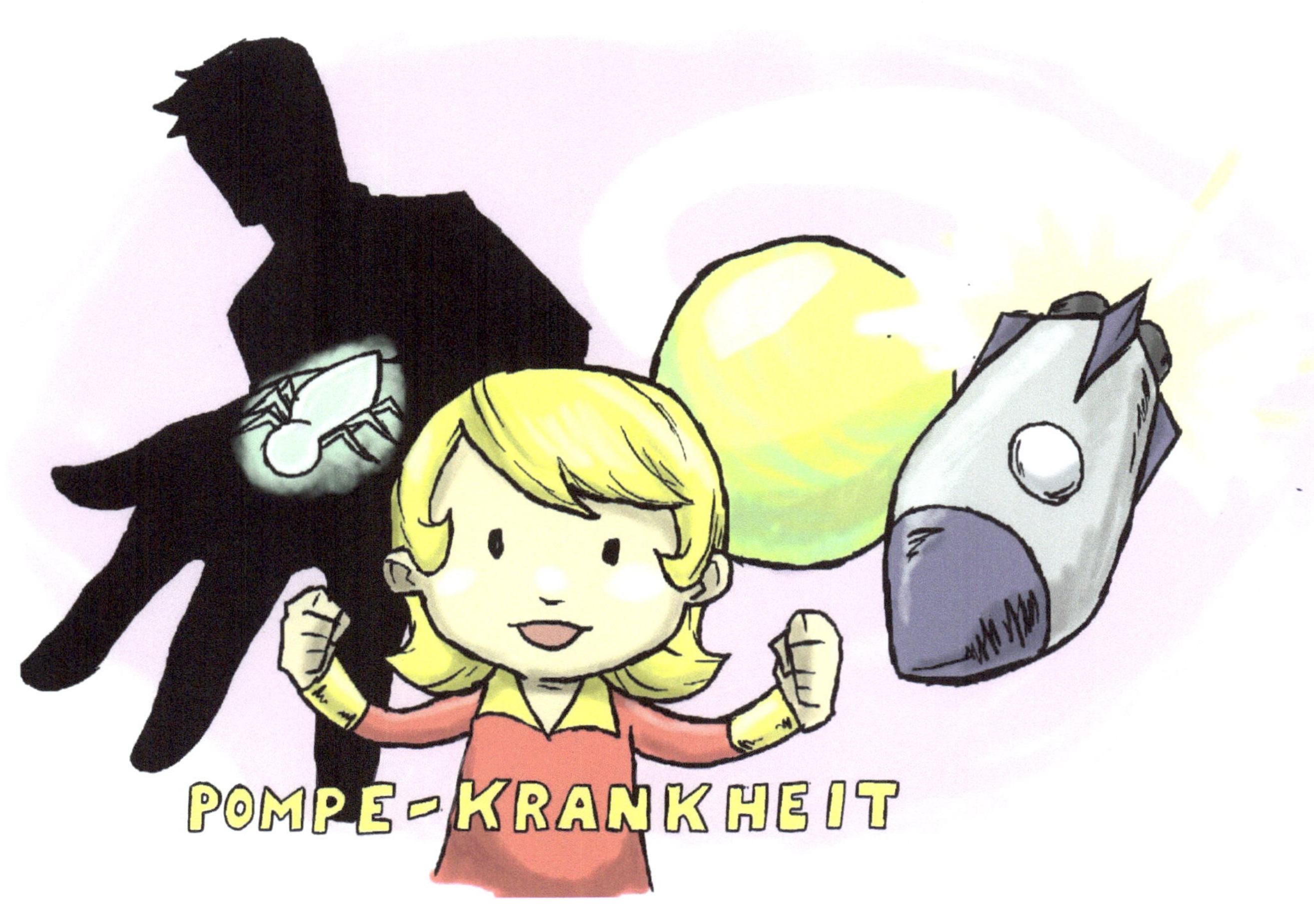
POMPE-KRANKHEIT

Die Pompe-Krankheit zu haben bedeutet,
dass ich als Baby sehr krank war.

Mein Herz war ZU groß und meine
Muskeln ZU schwach.

Ich habe mir beim Essen schwergetan.

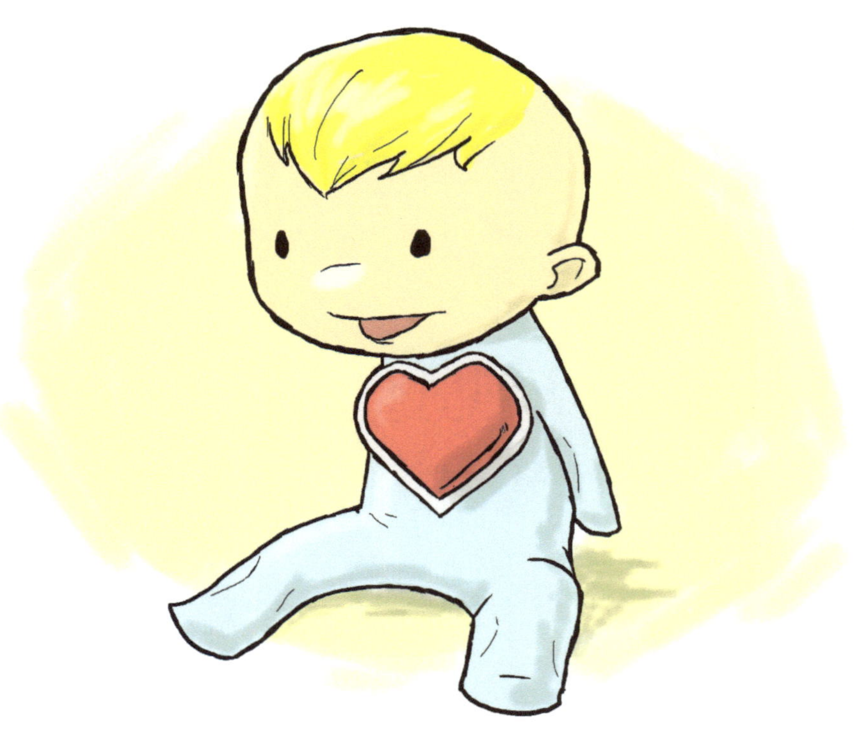

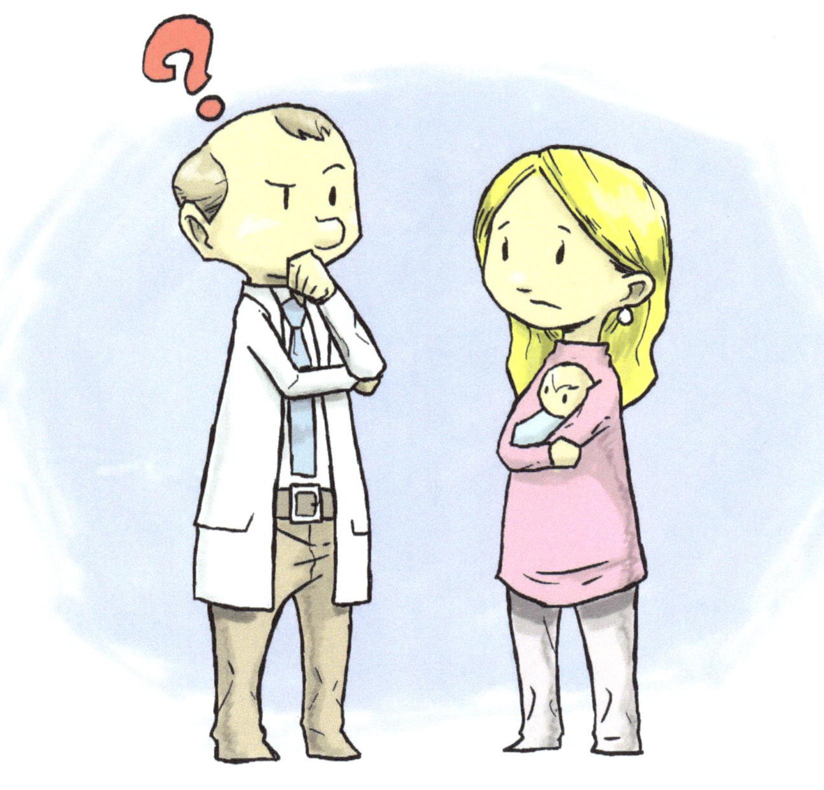

Die Ärzte brauchten eine Weile,
bis sie rauskriegten, was da los war,
aber endlich haben sie entdeckt,
dass ich die Pompe-Krankheit habe.

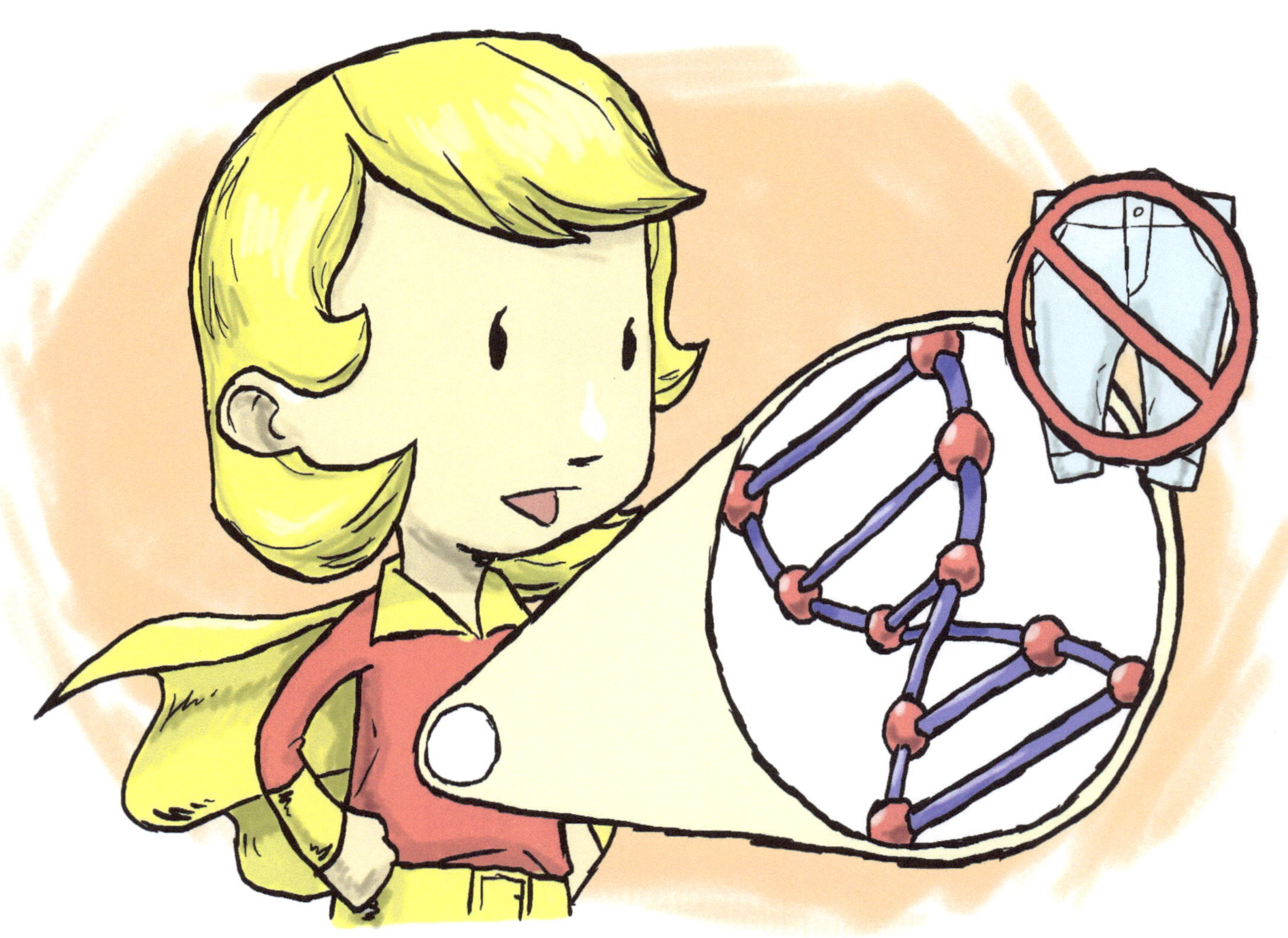

Pompe kann man sich nicht einholen wie einen
Schnupfen.

Pompe ist eine genetische Krankheit, das heißt
also, dass ich sie sogar schon hatte bevor ich
auf der Welt war.

Und wie habe ich sie nun gekriegt?
Es liegt an Genen!

Nein, das hat mit Gähnen nichts zu tun.
Gene mit zwei ‚e‘.

Gene sind die Anweisungen, die dem Körper sagen, wie er wachsen und funktionieren soll.

Manchmal braucht man zwei Kopien von einem Gen, damit der Körper weiß was er zu tun hat.

Das Gen namens GAA braucht mindestens eine arbeitsfähige Kopie um deinem Körper anzuleiten, wie er am besten funktionieren soll.

Meine Mutter hat nur eine arbeitsfähige Kopie von dem GAA-Gen. Weil das eine GAA-Gen ausreicht, um ihren Körper anzuleiten, kann sie mit ihrem Rad meilenweit fahren.

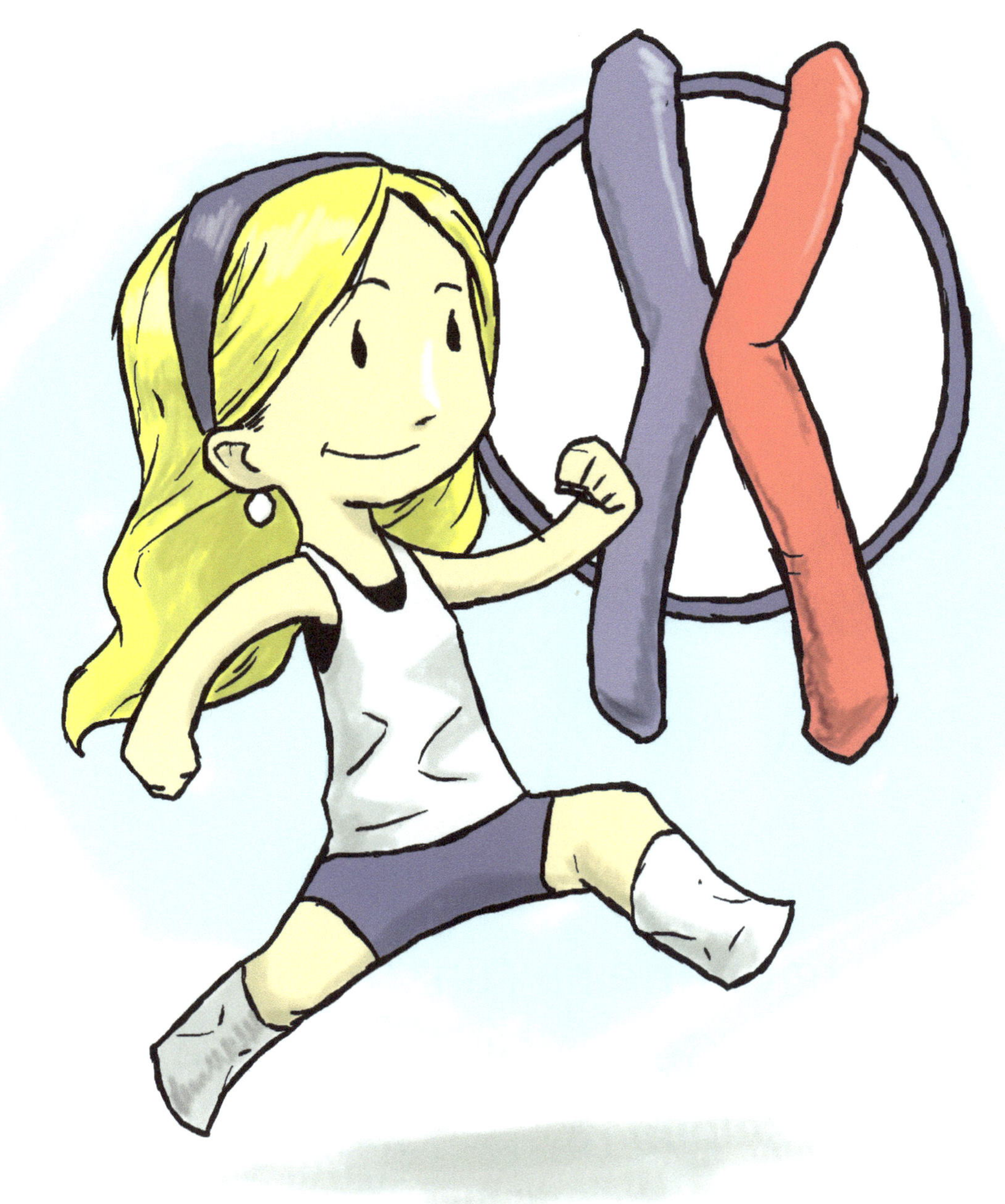

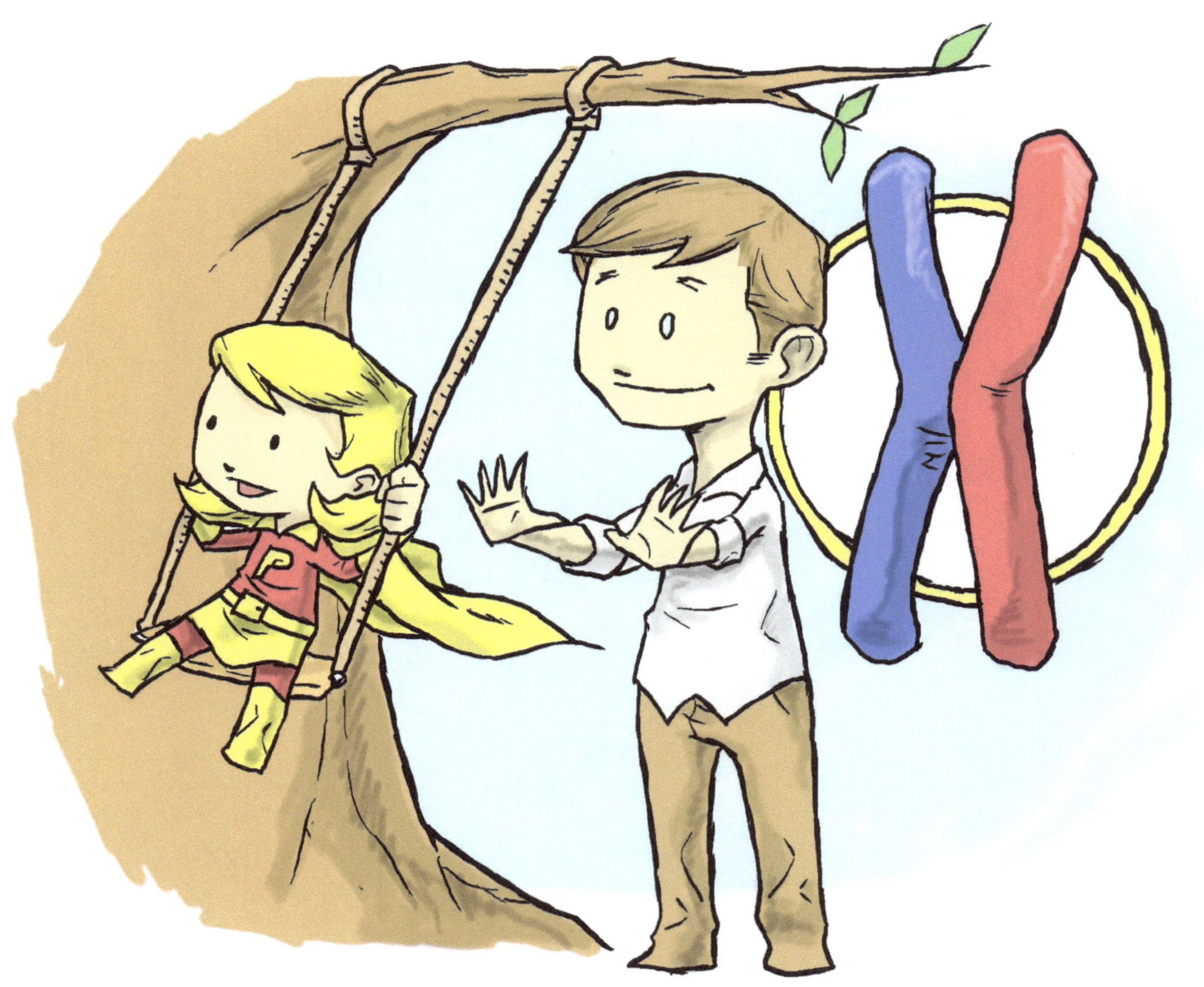

Mein Vater hat nur eine funktionierende Kopie von dem GAA-Gen. Weil das eine GAA-Gen ausreicht, um seinen Körper anzuleiten, kann er mich stundenlang beim Schaukeln anschieben.

Aber als sie mir ihre GAA-Gene weitergegeben
haben, da haben sie mir BEIDE die Kopie von
dem GAA-Gen gegeben, die nicht funktioniert.
Das heißt, das meine GAA-Gene meinen Körper
nicht anleiten können, und ich habe also
die Pompe-Krankheit.

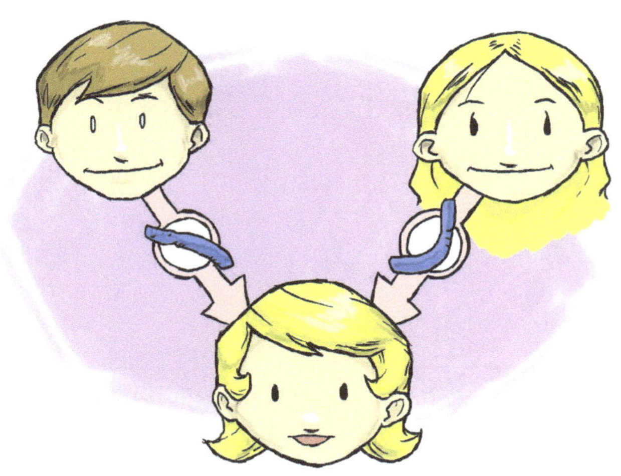

Meine Eltern konnten sich nicht aussuchen,
welche Gene sie mir weitergeben, es ist Zufall,
dass ich zwei GAA-Gene habe,
die nicht funktionieren.

Meine Mutter und mein Vater geben nicht immer die GAA-Gene, die nicht funktionieren, an ihre Babys weiter. Schau, hier ist mein Bruder Jakob! Keine Pompe-Superkräfte. Er ist so wie meine Eltern. Er hat ein GAA-Gen das funktioniert und eines das nicht funktioniert.

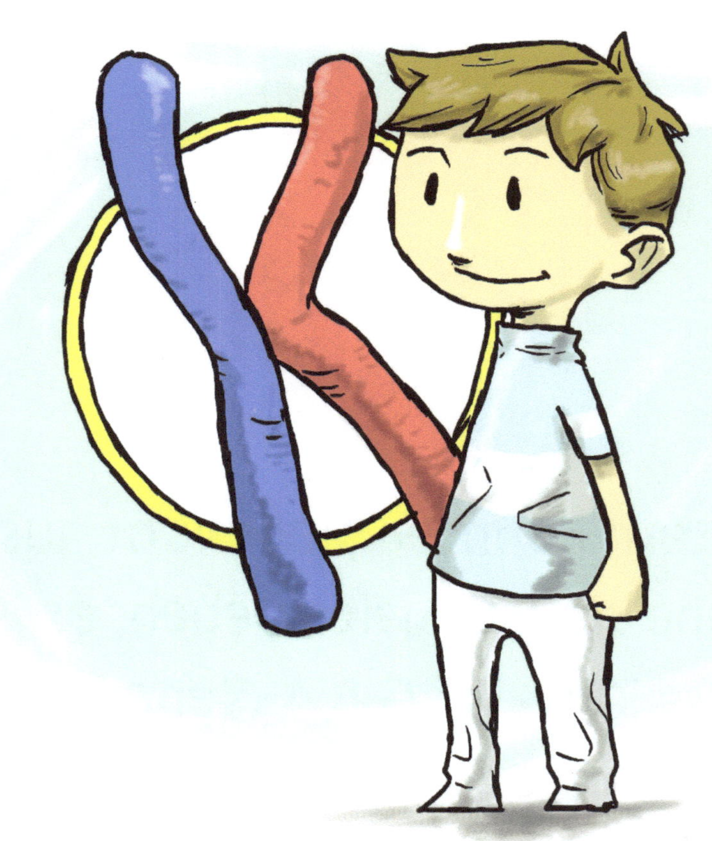

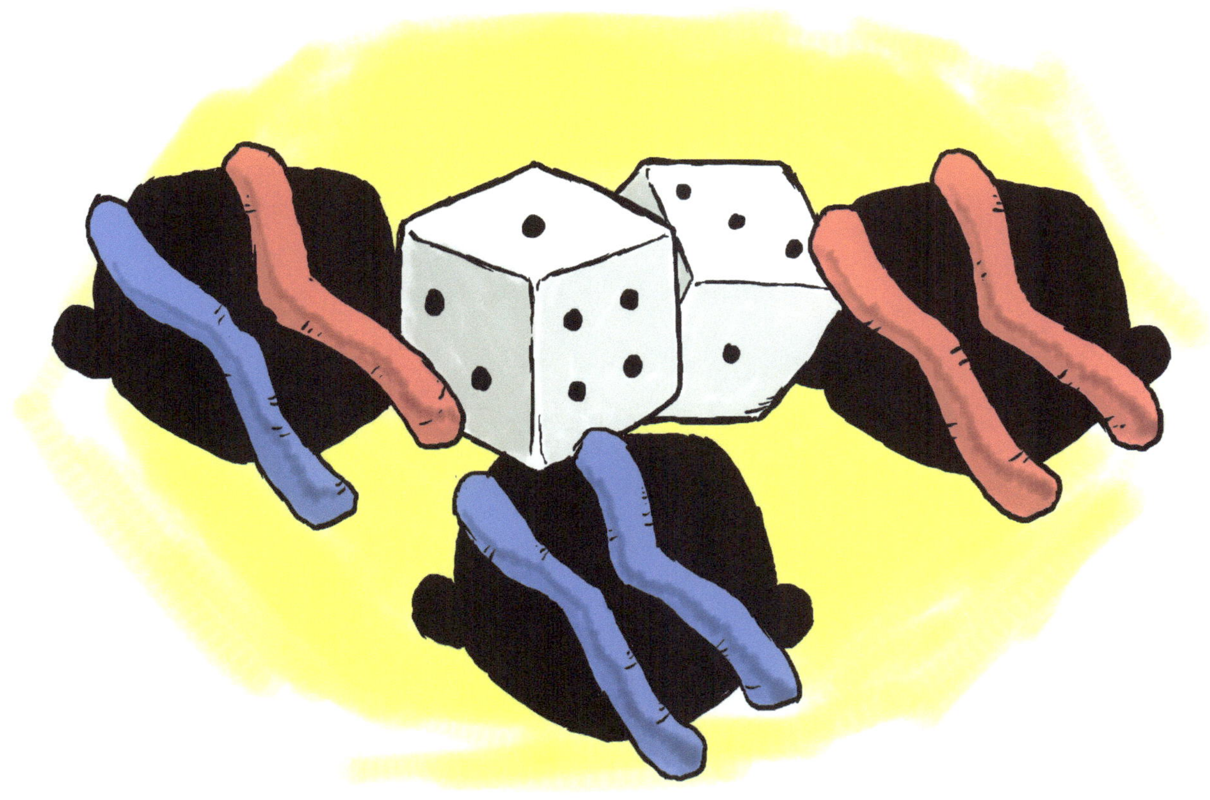

Es ist wie würfeln. Wenn ich noch mehr Geschwister hätte, dann könnten sie entweder die Pompe-Krankheit haben, oder wie meine Eltern oder mein Bruder sein, oder sogar zwei arbeitsfähige Kopien von dem GAA-Gen haben. Ist das nicht komisch?

Also was bedeutet es, die Pompe-Krankheit zu haben?

Die Pompe-Krankheit zu haben, das bedeutet, dass meine Muskeln einen Haufen Unrat ansammeln. Ich kann den Unrat nicht sehen, aber deswegen können meine Muskeln nicht so gut arbeiten.

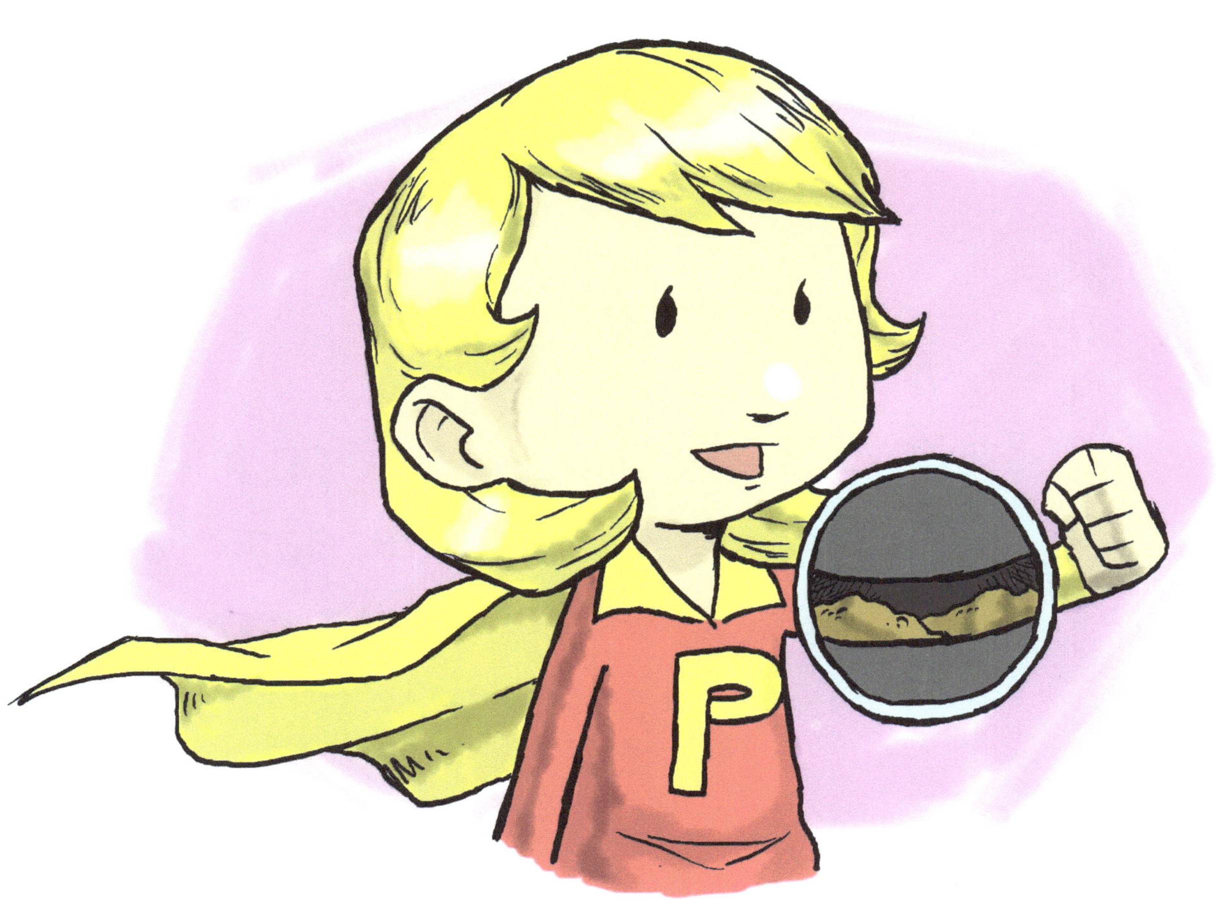

Meine Beine
sind nicht stark
genug, damit ich
beim Wettrennen
mitmachen kann.

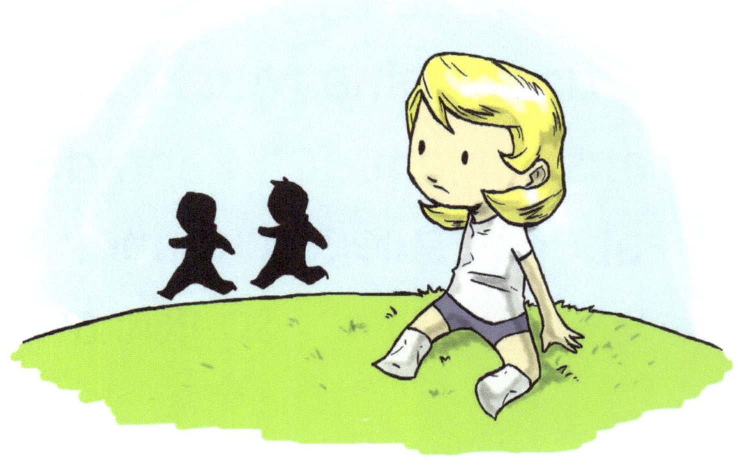

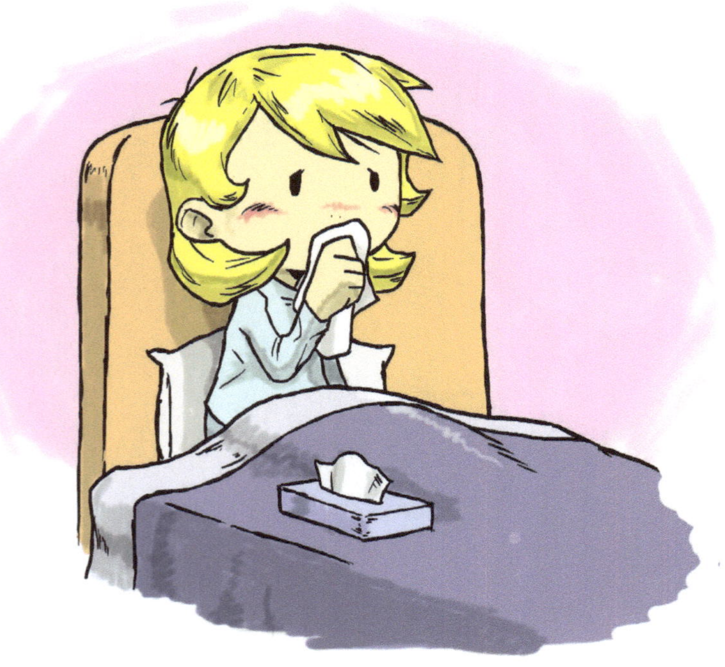

Wenn ich mich
erkälte, dann fällt
mir das Atmen
sehr schwer.

Manchmal sind meine Worte nicht
so klar wie ich es möchte.

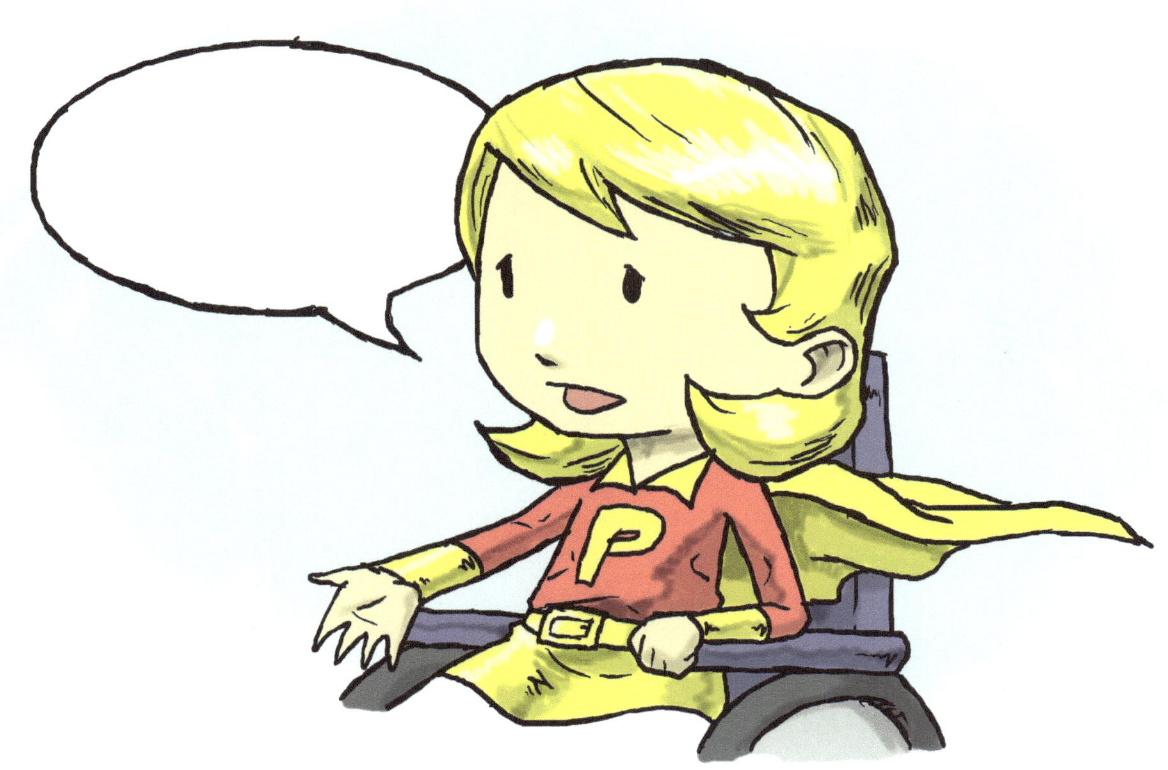

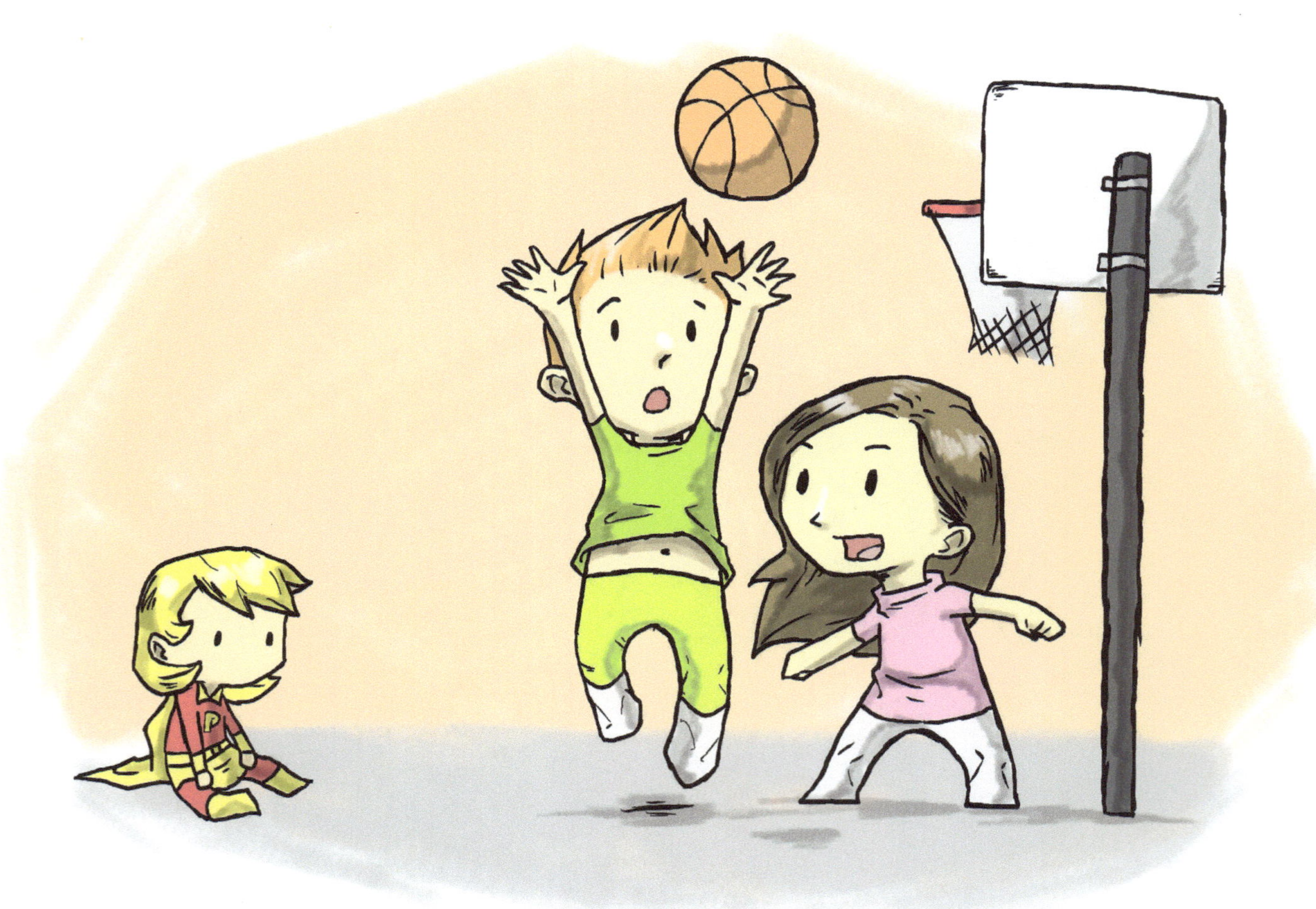

Manchmal kann ich nicht mit meinen
Freunden mithalten, wenn sie spielen.

Ich werde immer schneller krank
als mein Bruder.

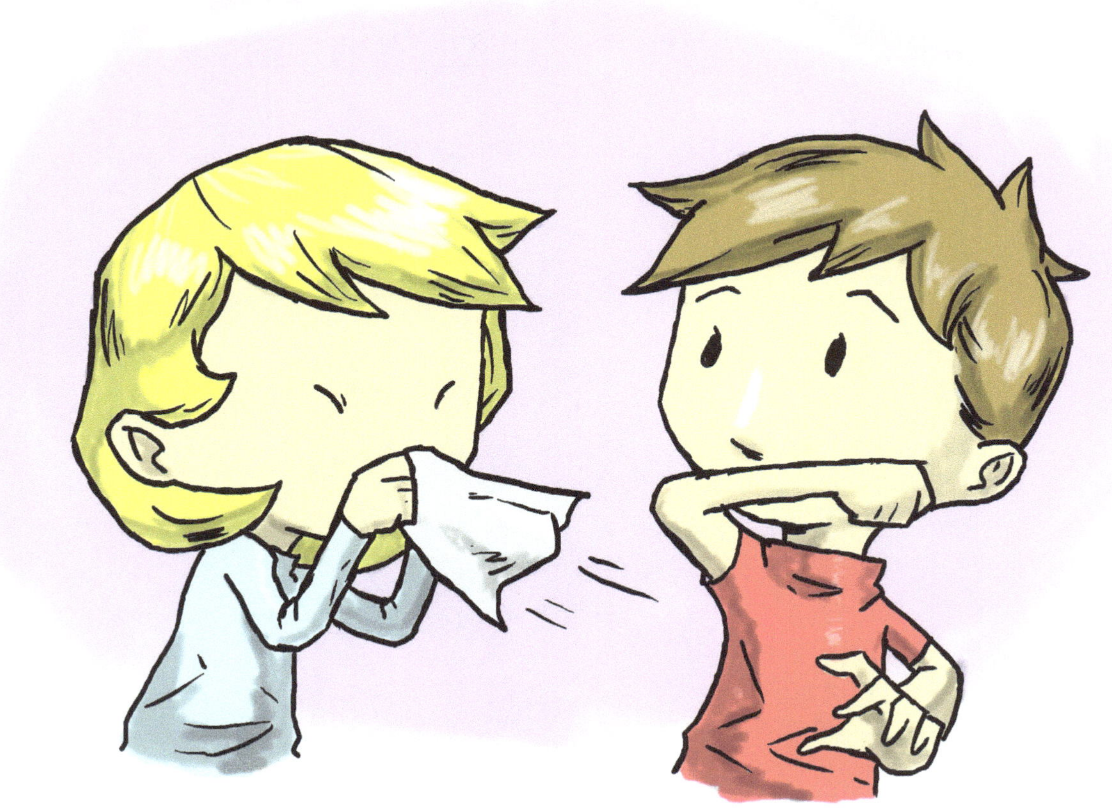

Manchmal fällt es mir schwer, die Pompe-Krankheit zu haben. ABER meine Pompe-Superkräfte helfen mir!

Wenn jemand meine Worte nicht verstehen kann, dann verwende ich meine Pompe-Superkräfte, um ihnen zu zeigen was ich meine.

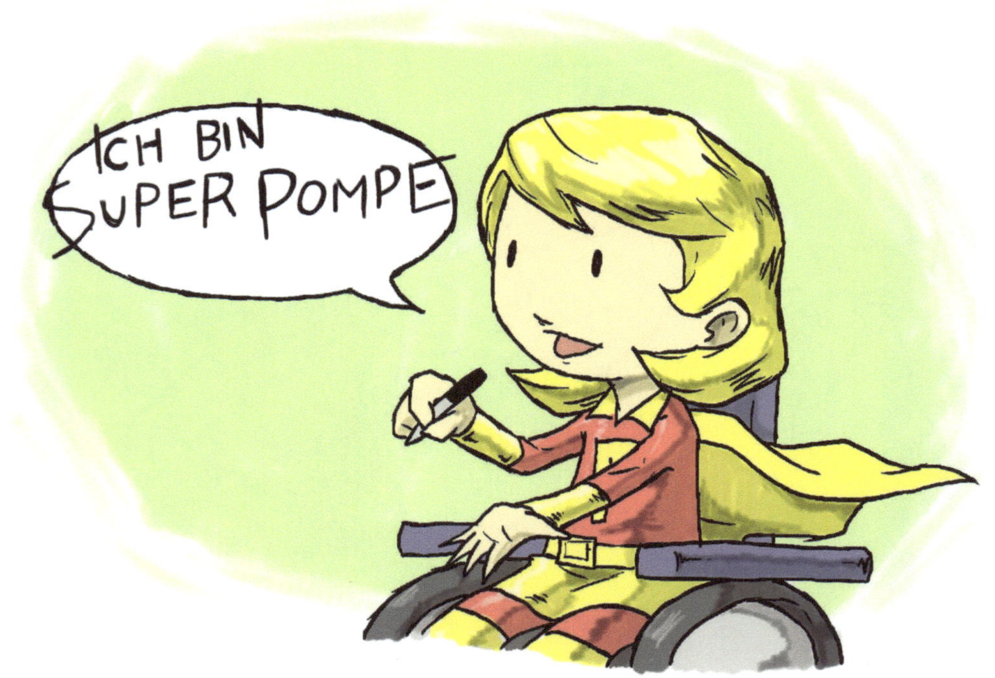

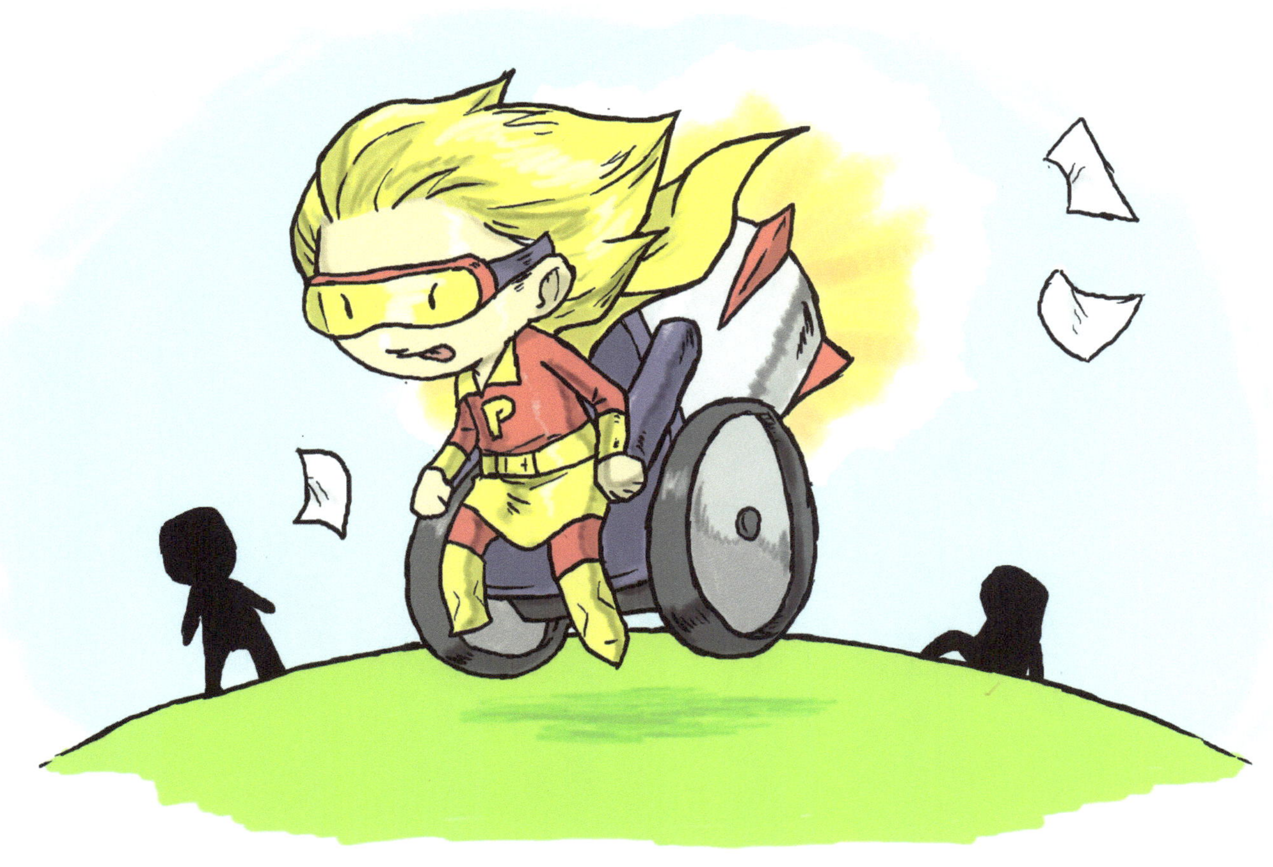

Wenn ich nicht laufen kann, verwende ich
meine Superkräfte um mich auf andere
Art fortzubewegen.

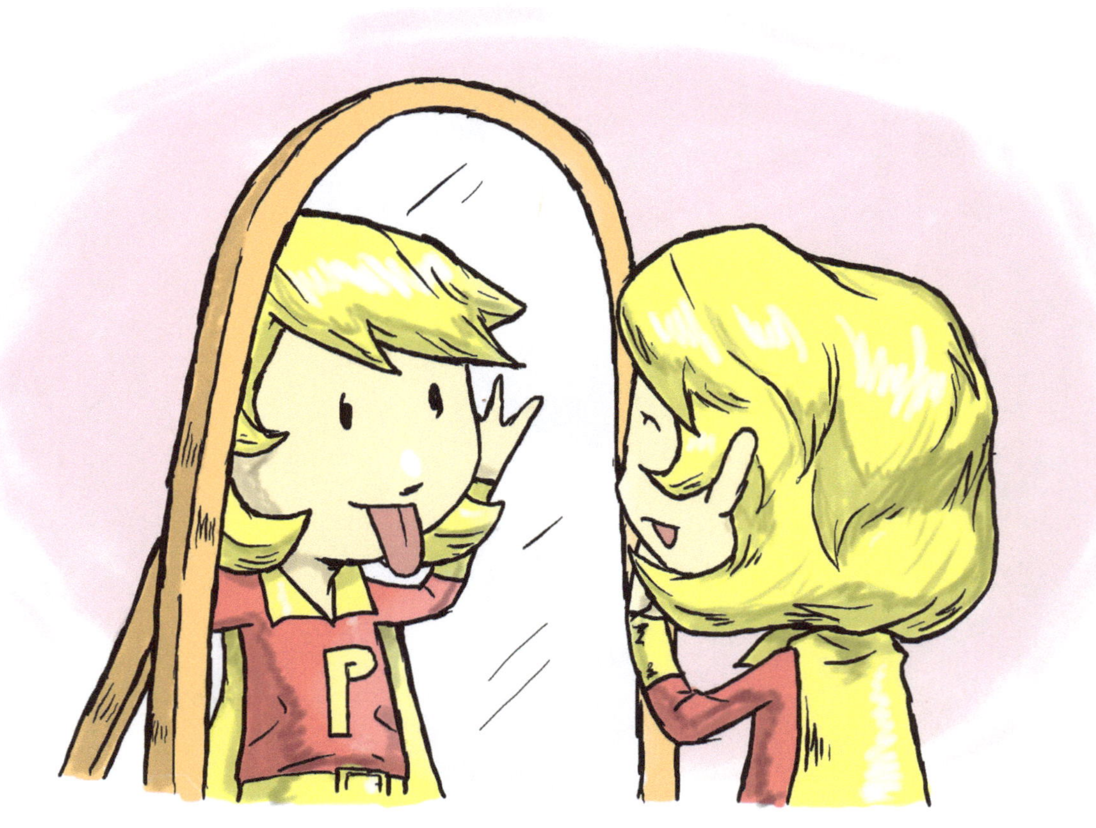

Wenn ich traurig bin, dann nehme ich meine
Superkräfte und muntere mich damit wieder
auf. Ich verwende auch diese Kräfte,
um meinen Freunden, meiner Familie und
anderen zu helfen.

Es gibt auch andere Superkinder die
Pompe-Krankheit haben.
Sie haben ihre eigenen Superkräfte.

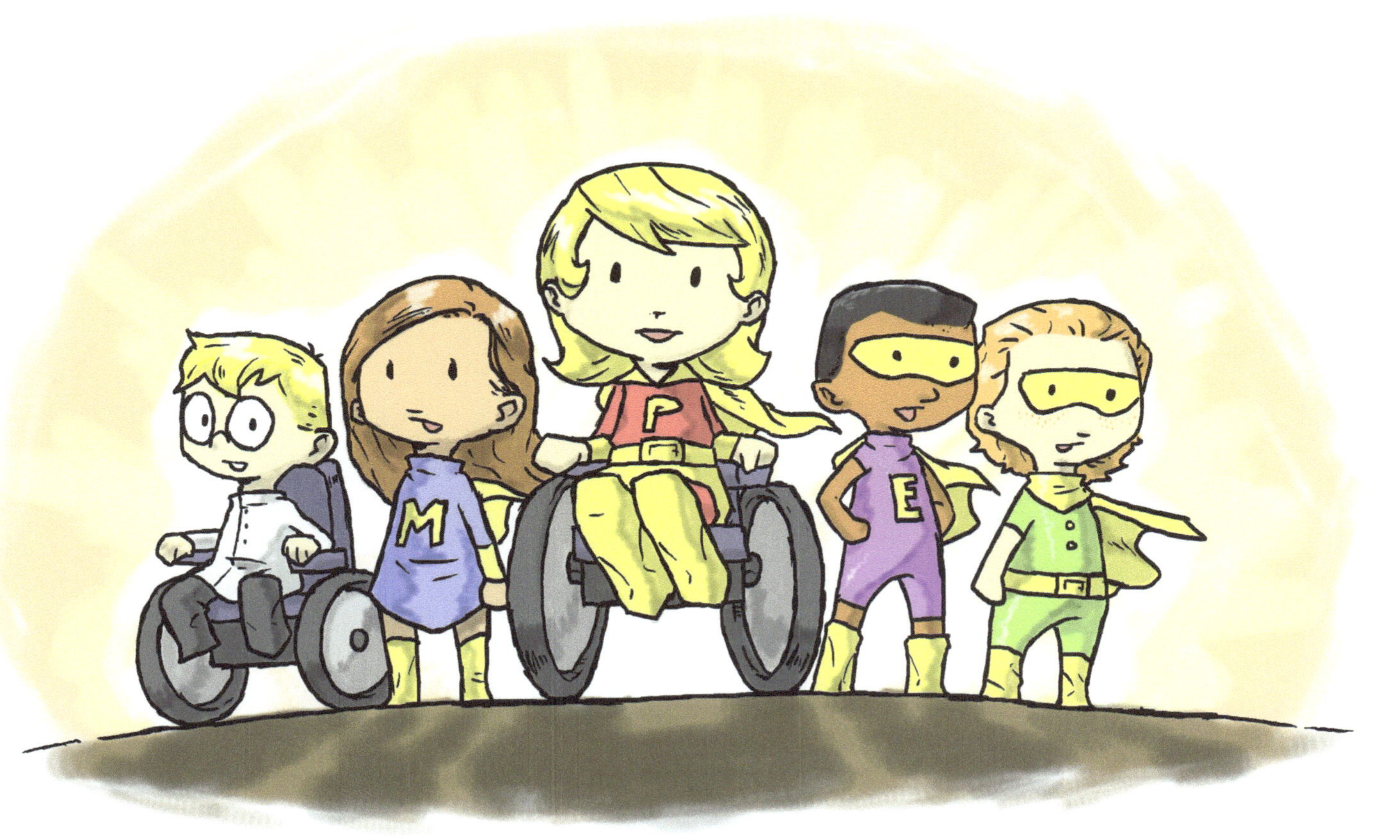

Mein Freund Lukas hat die Fähigkeit,
Leute *froh* zu mache.

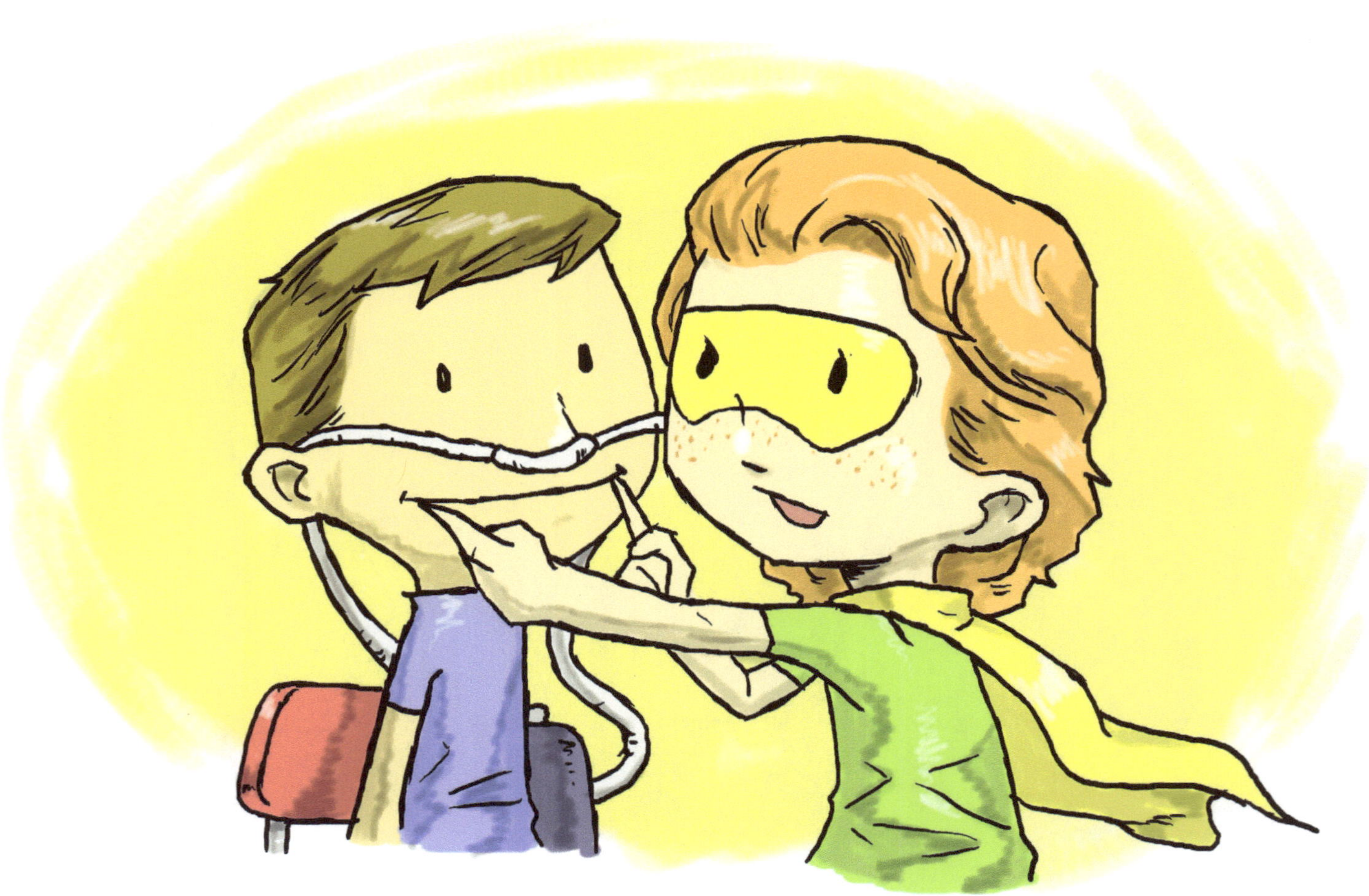

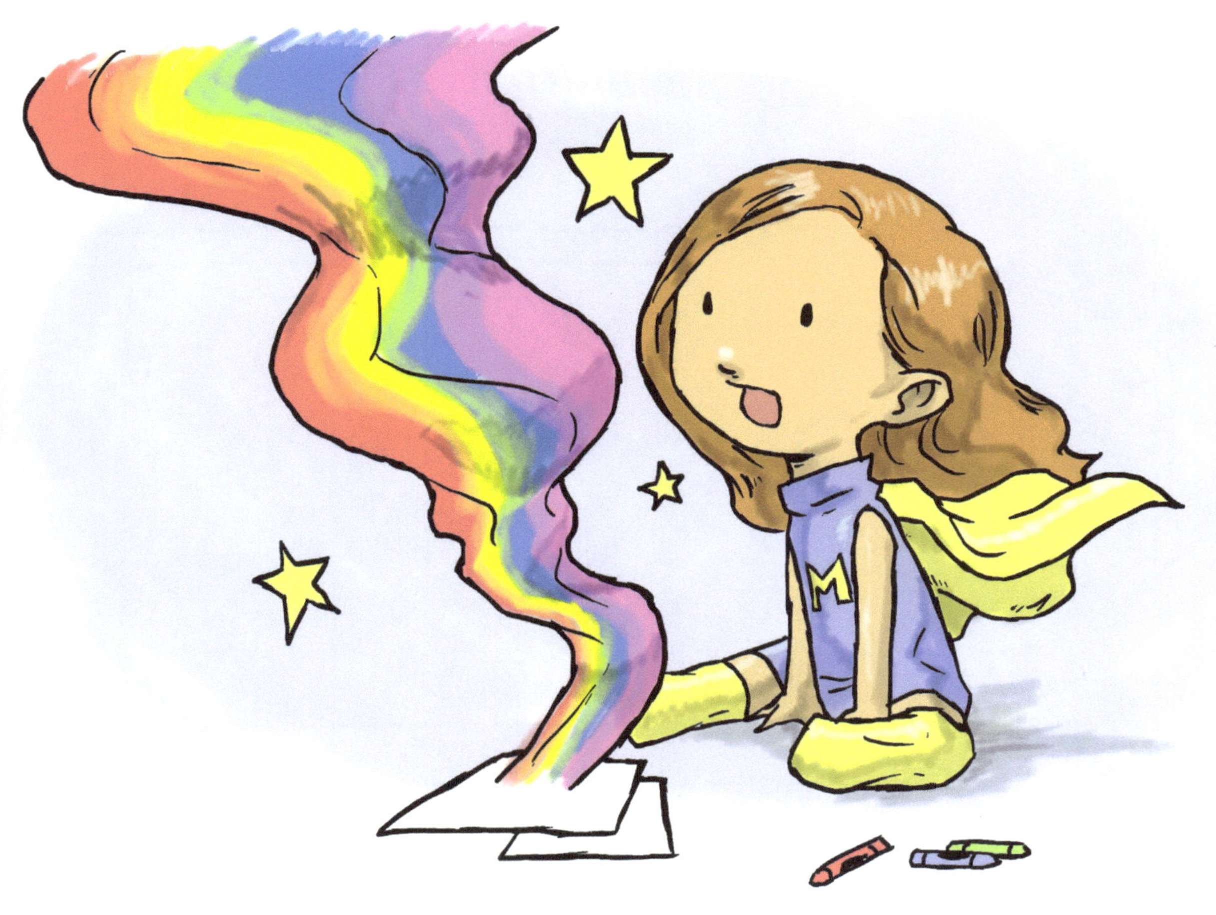

Meine Freundin Geli hat die Fähigkeit, Dinge
ins Laufen zu bringen!

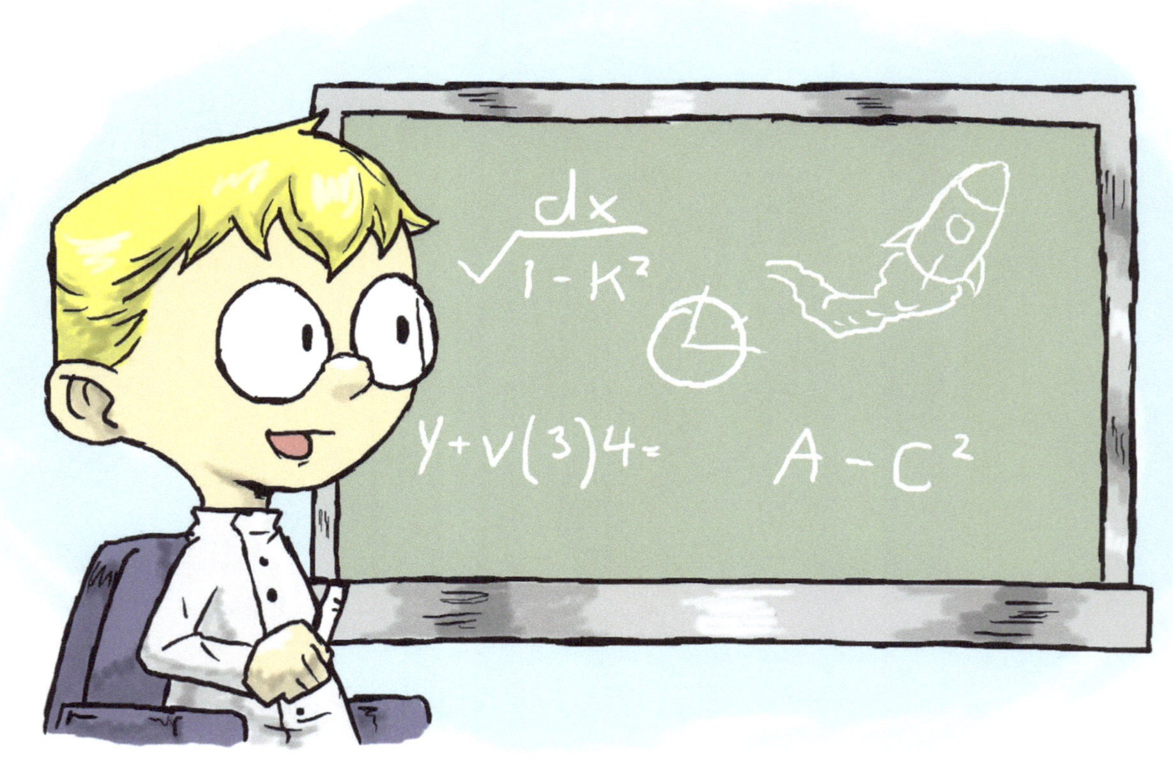

Mein Freund Hans kann für schwierige
Probleme Lösungen finden.

Mein Freund Thomas ist mutig genug, um sich
100 Löwen entgegen zu stellen.

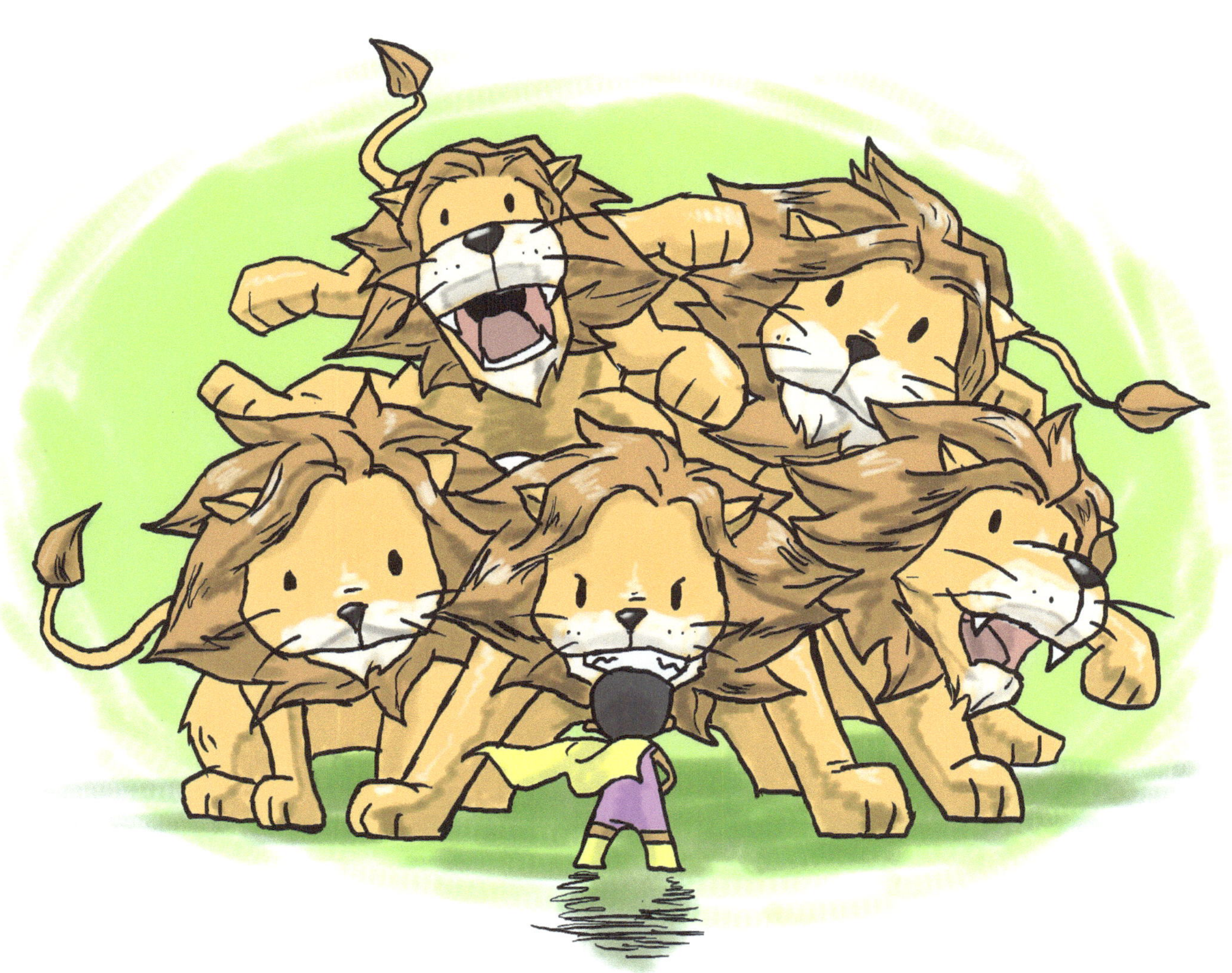

Unsere Superkräfte werden von etwas Besonderem angetrieben.

Es ist nicht Spinat oder ein Superhelm.

Es ist eine besondere Medizin.

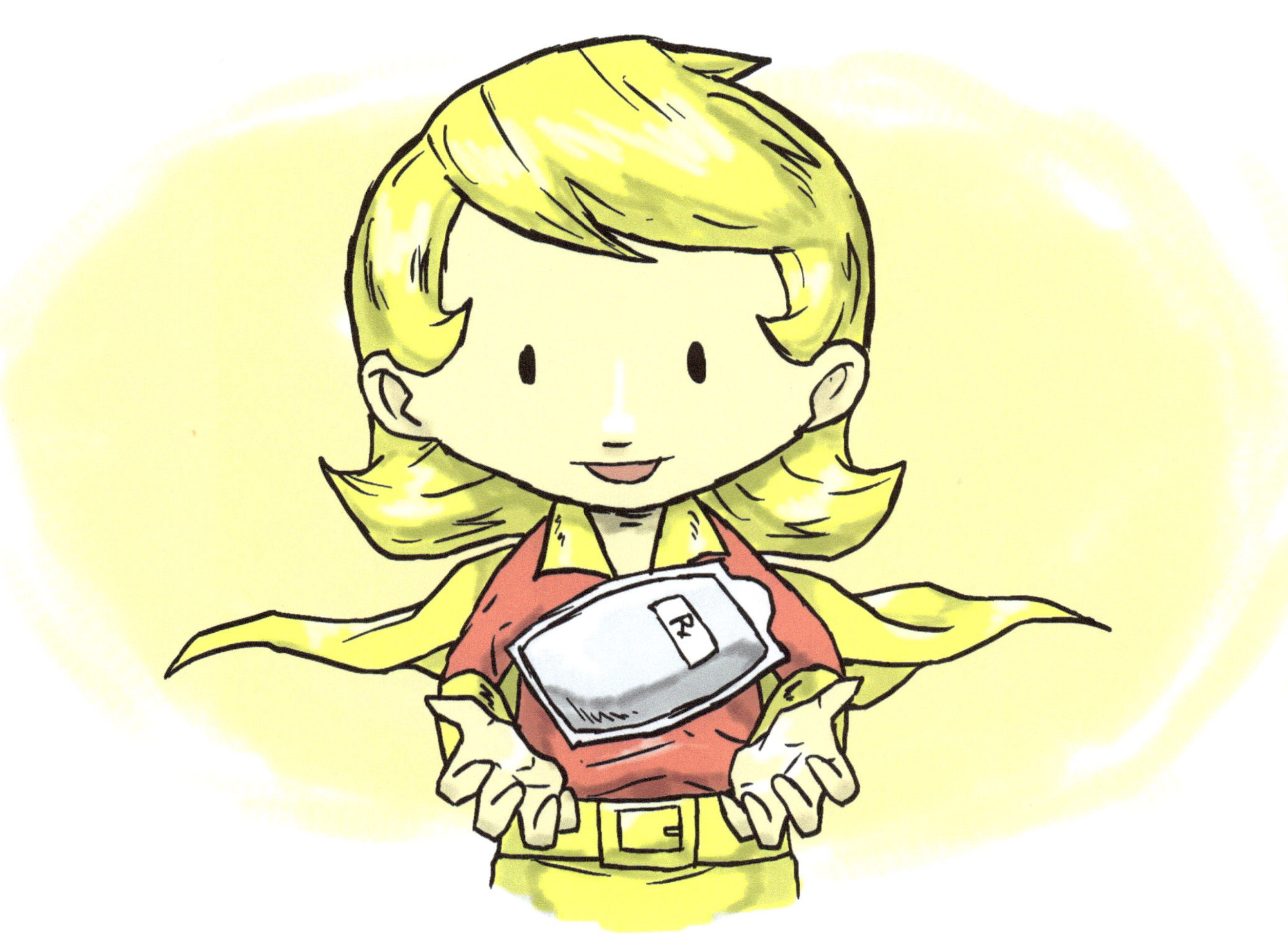

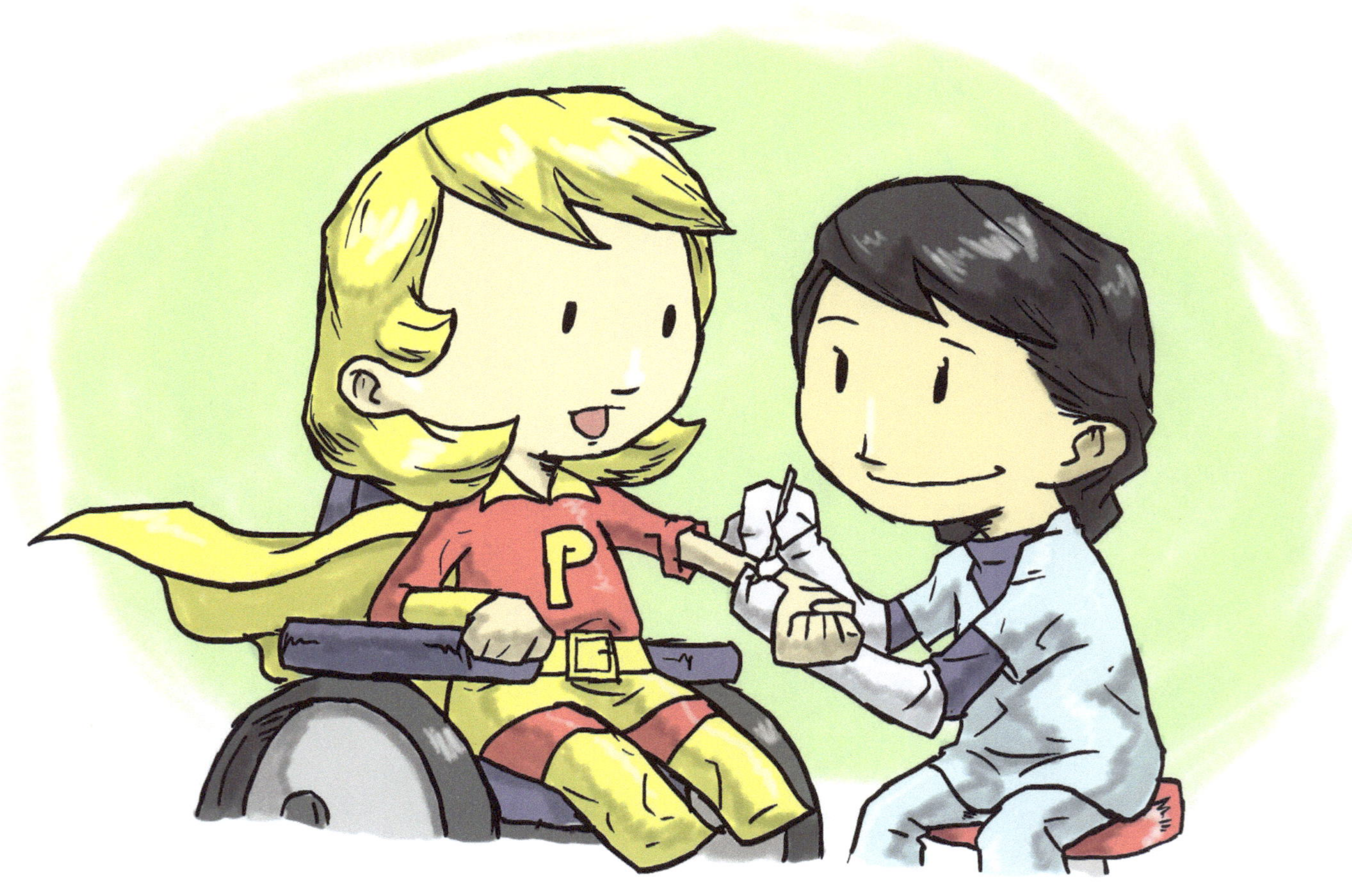

Diese besondere Medizin ist eine Infusion,
die ich zweimal im Monat kriege. Die Infusion
erinnert meinen Körper dran, wie man den
Unrat aus den Muskelzellen rauskriegt.

Bevor ich meine Infusion kriege, macht die
Arzthelferin eine ‚Schmerzloscreme' auf die
Stelle, wo sie die Medizin hineintun.

Dann nimmt sie eine Nadel, die wie ein winziger
Strohhalm ist, um die Medizin in meinen Körper
zu geben. Die Nadel tut nicht weh - wegen
der ‚Schmerzloscreme'.

Der winzige Strohhalm ist an einen Schlauch
angeschlossen, und an meinen kleinen
Beutel mit der Medizin.

Eine kleine Maschine bewegt die Medizin
von dem Beutel durch den Schlauch und den
Strohhalm in mich hinein.

Manchmal muss ich tapfer sein, wenn sie die
Infusion starten, so wie mein Freund Thomas.
Aber es hilft, wenn ich mich dran erinnere, dass
ich die besondere Medizin brauche, weil meine
GAA-Gene das nicht alleine schaffen.

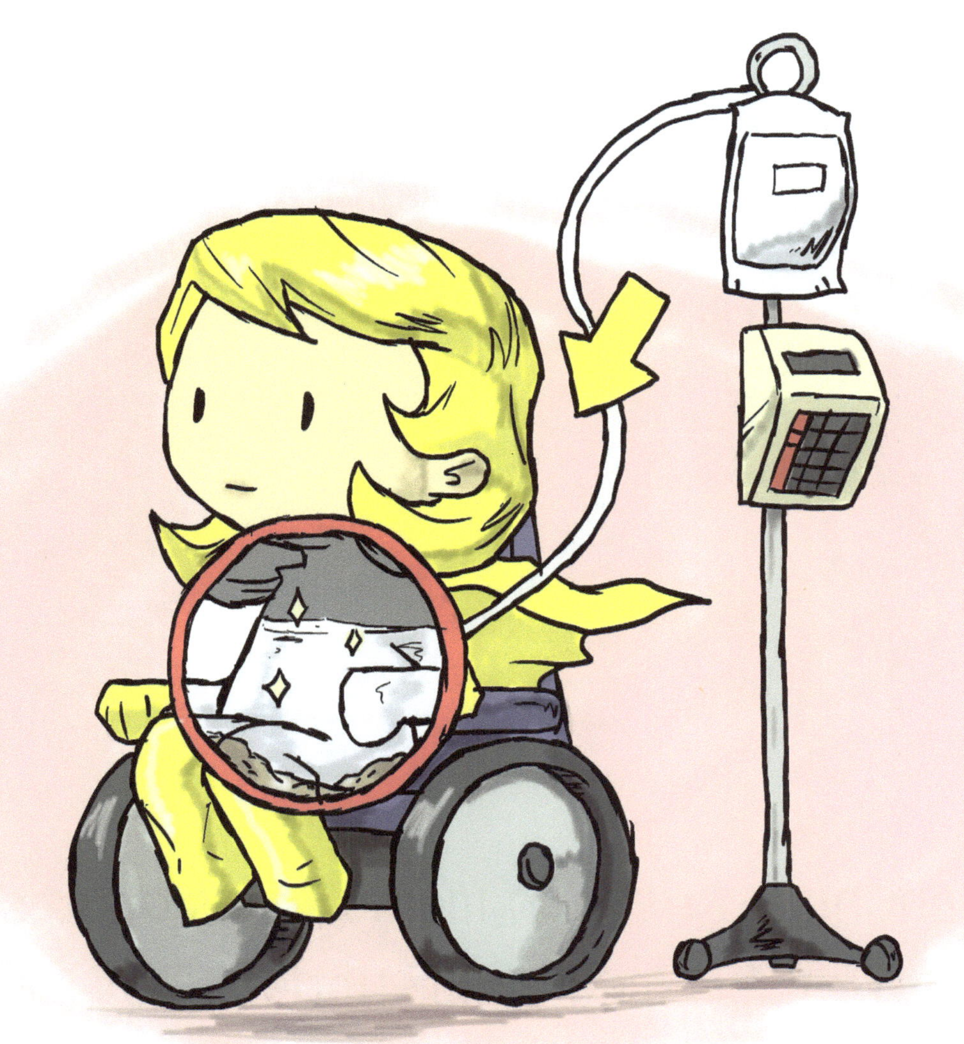

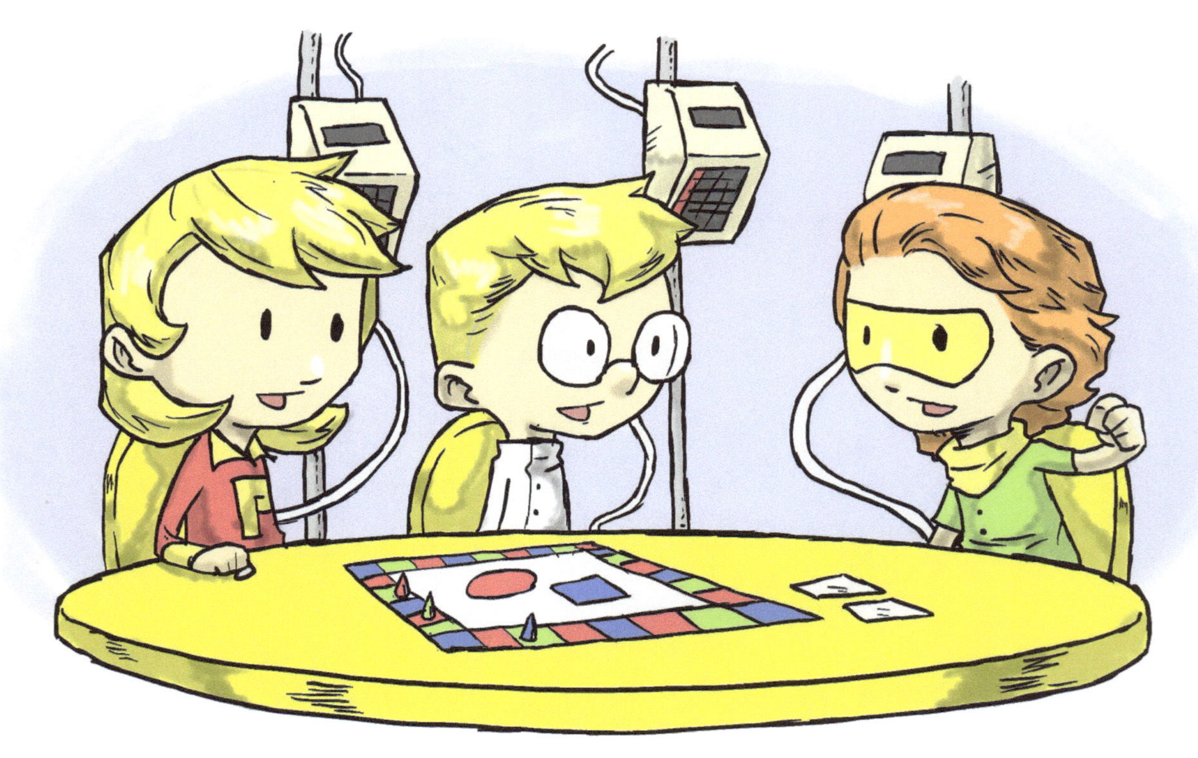

Manchmal krieg ich meine Infusion in dem Zentrum mit meinen Freunden. Das macht Spaß, weil wir dann gemeinsam spielen können. Und die haben gute Filme und Videospiele.

Im Infusionszentrum sehe ich einige Leute, die in meinem Leben eine besondere Rolle spielen: Ärzte, Krankenpfleger, und genetische Berater, die sich um mich kümmern und mir mehr von der Pompe-Krankheit beibringen.

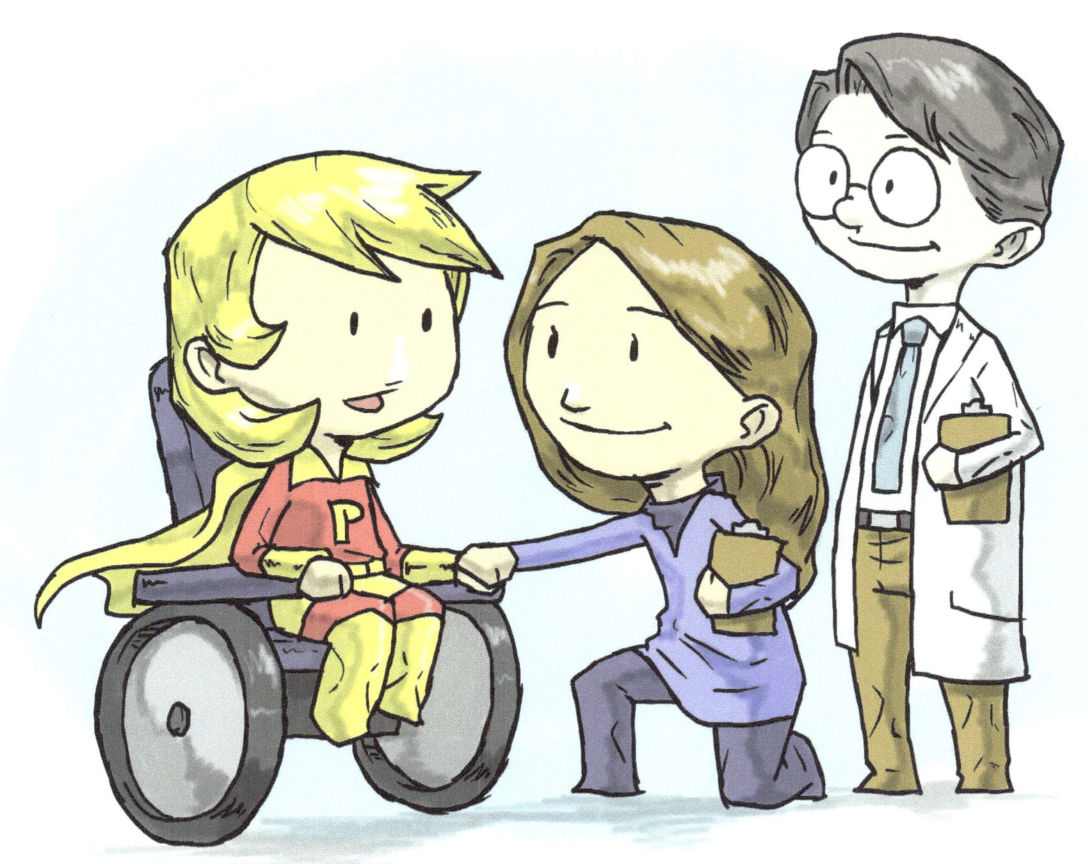

Manchmal krieg ich meine Infusion zu Hause.
Die Infusion zu Hause zu kriegen ist auch gut.
Da kann ich lesen, malen, spielen,
Filme anschauen, oder was ich
auch immer machen will.

Selbst mit den Infusionen muss ich trotzdem
viele Ärzte aufsuchen und Übungen machen,
aber meine Superkräfte helfen mir,
wo immer ich bin.

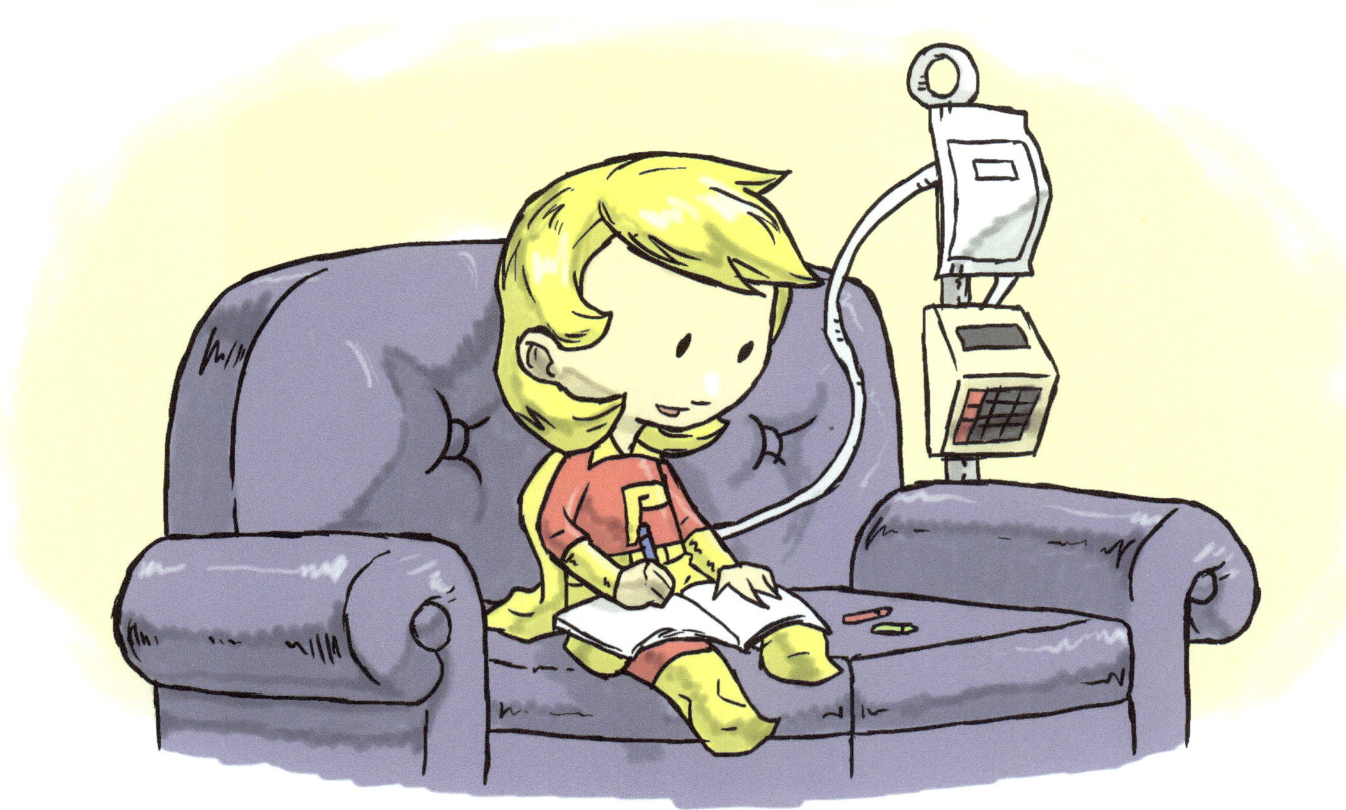

Superkräfte zu haben hilft mir jeden Tag, aber
am liebsten helfe ich anderen, neues zu lernen,
zum Beispiel über die Pompe-Krankheit.

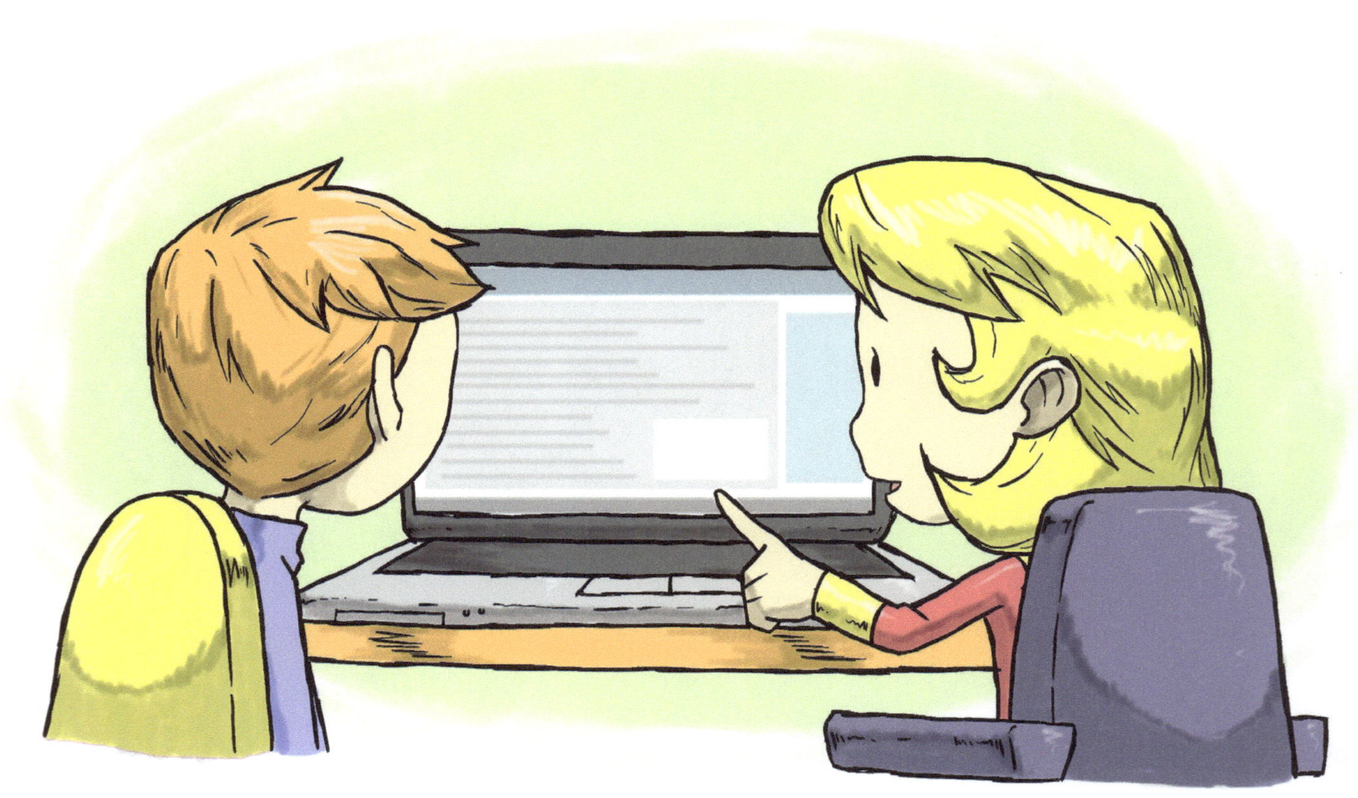

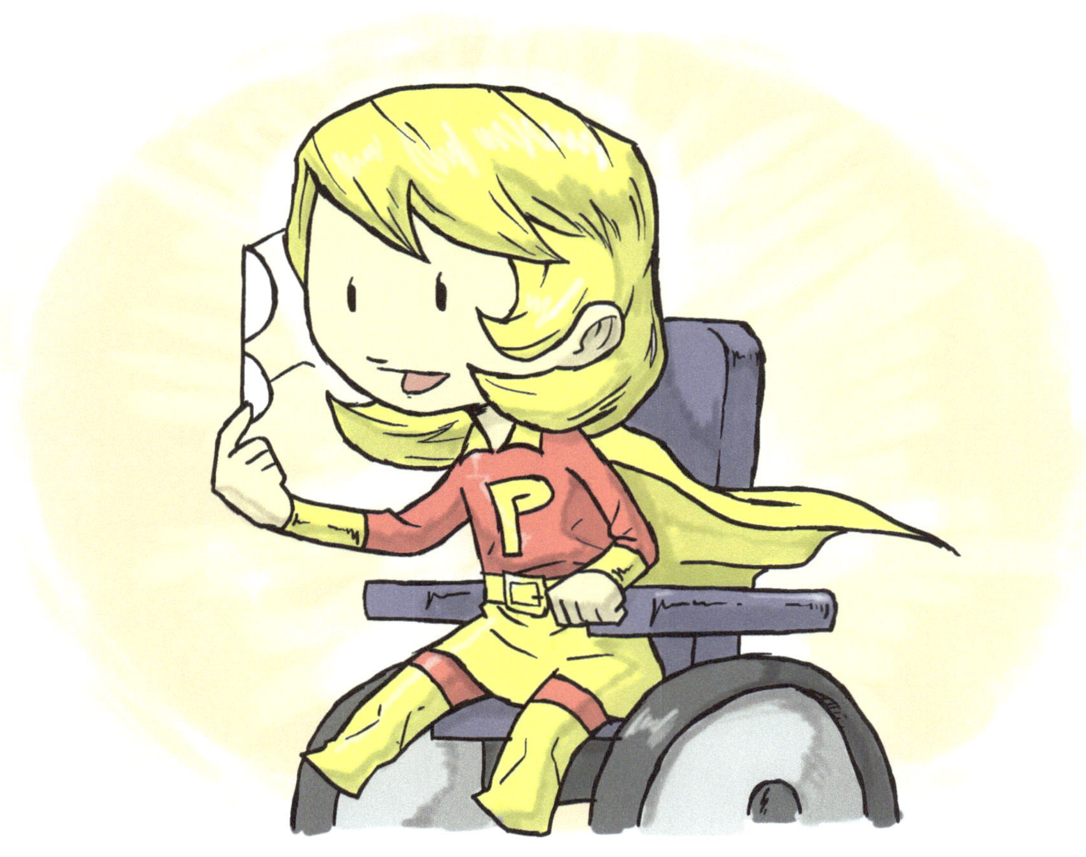

Vergiss nicht, wenn du mal Hilfe brauchst, frag danach. Du wirst überrascht werden, wer da alles ein Superheld ist. So wie ich!

Ich bin eine Superheldin und ich hab die Pompe-Krankheit.

Die Geschichte von Helen als Superheldin wurde entwickelt, um die Pompe-Krankheit (auch Glykogenspeichererkrankung Typ 2 oder Adulter Morbus Pompe genannt) für Kinder zu erklären. Kinder mit Morbus Pompe könnten auch andere Symptome haben als sie hier in dem Buch beschrieben sind.

Morbus Pompe ist eine ererbte Stoffwechselkrankheit, die durch die Abwesenheit oder Fehlfunktion von einem spezifischen Stoff oder Enzym bedingt ist. Den braucht man für den Abbau von Zuckermolekülen, Glykogen genannt. Glykogen ist ein Kohlehydrat, das man in vielen verschiedenen Zelltypen finden kann, z.B. Leber- und Herzzellen. Wenn Glykogen nicht abgebaut wird, dann wird es im ganzen Körper in den Lysosomen der Zellen aufbewahrt. Die Muskeln des Körpers sind da besonders betroffen. Das Resultat sind fortschreitende Zellschäden, die körperliche Fähigkeiten, Kraft, und Organ- und Systemfunktionen beeinträchtigen.

Manche Personen mit Morbus Pompe sind im Kleinkindalter betroffen, andere erst später als Kinder oder Erwachsene. Die Form von Morbus Pompe, die Erwachsene betrifft, wird oft Saure-Maltase-Mangel genannt. Alle Formen von Morbus Pompe sind fortschreitende Multisystemstörungen mit Auswirkungen, die milde oder schwerwiegend sein können.

Grundsymptome:
Früh beginnende Form von Morbus Pompe

Die früh beginnende Form von Morbus Pompe ist schwerwiegend und fängt in den ersten Lebensmonaten an. Der schnelle Verlauf von Pompe-bezogenen Gesundheitsproblemen kommt von dem Mangel oder der eingeschränkten Aktivität von Alpha-Glukosidase (GAA).

Etwa ein Drittel aller Personen mit Morbus Pompe haben die infantile Form, die im Kleinkindalter anfängt. Symptome beinhalten:

- Essprobleme
- Gedeihstöhrung (Unfähigkeit, normal zu wachsen und Gewicht zuzunehmen)
- Muskelschwäche (Myopathie)
- Fehlende Muskelspannung (Hypotonie)
- Fehlende oder schwache Reflexe
- Atemprobleme
- Unfähigkeit, den Kopf hochzuhalten
- Schluckprobleme
- Vergrößerte Zunge (Makroglossie)
- Vergrößerte Leber
- Vergrößertes Herz

Mache Kleinkinder und Kinder haben eine juvenile Form von Morbus Pompe, bei der die Symptome im Kleinkindalter oder später anfangen. In dieser juvenilen Form können die frühen Symptome Muskelschwäche und Atemprobleme aber kein vergrößertes Herz miteinschließen.

Spät auftretender Morbus Pompe
Auch Saure-Maltase-Mangel oder Adulter Morbus Pompe

Spät auftretender Morbus Pompe (auch Saure-Maltase-Mangel oder Adulter Morbus Pompe) fängt normalerweise in der Jugend oder im Erwachsenenalter an. Symptome des spät auftretendem Morbus Pompe überschneiden sich mit der kindlichen Form und beinhalten:

- Langsam fortschreitende Muskelschwäche, besonders in den Beinen und im Rumpf, auch in den Muskeln die die Atmung bestimmen
- Probleme beim Gehen
- Probleme beim Treppensteigen
- Probleme, die Arme zu heben
- Atemprobleme, besonders beim Liegen
- Müdigkeit
- Abnormale Beugung der Wirbelsäule (Lumbale Lordose und/oder Skoliose)

Für weitere Informationen über die Symptome oder die Behandlung von Morbus Pompe wenden Sie sich bitte an Pompe Deutschland e.V.
http://www.mpompe.de/

Weitere Information

Acid Maltase Deficiency Association (AMDA)
Phone: 001-210-494-6144 or 001-210-490-7161 (Englisch)
www.amda-pompe.org

Association for Glycogen Storage Disease
http://www.agsdus.org/

United Pompe Foundation
http://www.unitedpompe.com

Muscular Dystrophy Association (MDA)
http://www.mdausa.org/

National Organization for Rare Disorders, Inc. (NORD)
http://www.rarediseases.org/

National Society of Genetic Counselors
http://www.nsgc.org/

Genetic Alliance
http://www.geneticalliance.org/

Clinical Trials.gov--Information on research
http://clinicaltrials.gov/search/term=Pompe%20

Disease Office of Rare Diseases
http://rarediseases.info.nih.gov

Pompe Community (Genzyme Therapeutics)
http://www.pompe.com/patient/pc_eng_pt_main.asp

Beitragende

Dawn Laney und Eleanor Botha a sind genetische Berater und Forschungskoordinatoren am Emory Zentrum für Lysosomalen Speicherkrankheiten (LSKZ) http://genetics.emory.edu/LSD . Sie arbeiten eng mit den Superhelden und deren Familien zusammen, die von lysosomalen Speicherkrankheiten wie Morbus Pompe betroffen sind.

Jennifer Probst ist genetische Beraterin an der Virginia Commonwealth University wo sie Patienten mit genetischen Krankheiten wie die Pompe-Krankheit betreut.

Michael Johnson ist ein Illustrator und graphischer Künstler der in Atlanta, Georgia wohnt. Er kennt die Auswirkung von lysosomalen Speicherkrankheiten auf Familien von erster Hand, denn er hat eine andere solche Krankheit, Morbus Fabry.

Das Emory Zentrum für Lysosomalen Speicherkrankheiten in Atlanta, Georgia, bietet für Patienten von der ganzen USA Diagnose, Erfassung, Koordination, und Behandlung an. Das Zentrum widmet sich der Aufgabe, auf dem neuesten Stand von Forschung und Behandlung zu bleiben und vollständige und fürsorgliche Betreuung von allen Patienten, die von lysosomalen Speicherkrankheiten betroffen sind anzubieten.

Um mit unserem LSK Team zu sprechen, rufen Sie bei 001-404-778-8565 (Englisch) oder 001-800-200-1524 (Englisch) an.

Sie können uns auch auf unsere Webseite besuchen: http://genetics.emory.edu/LSD

Seiten zum Ausmalen!

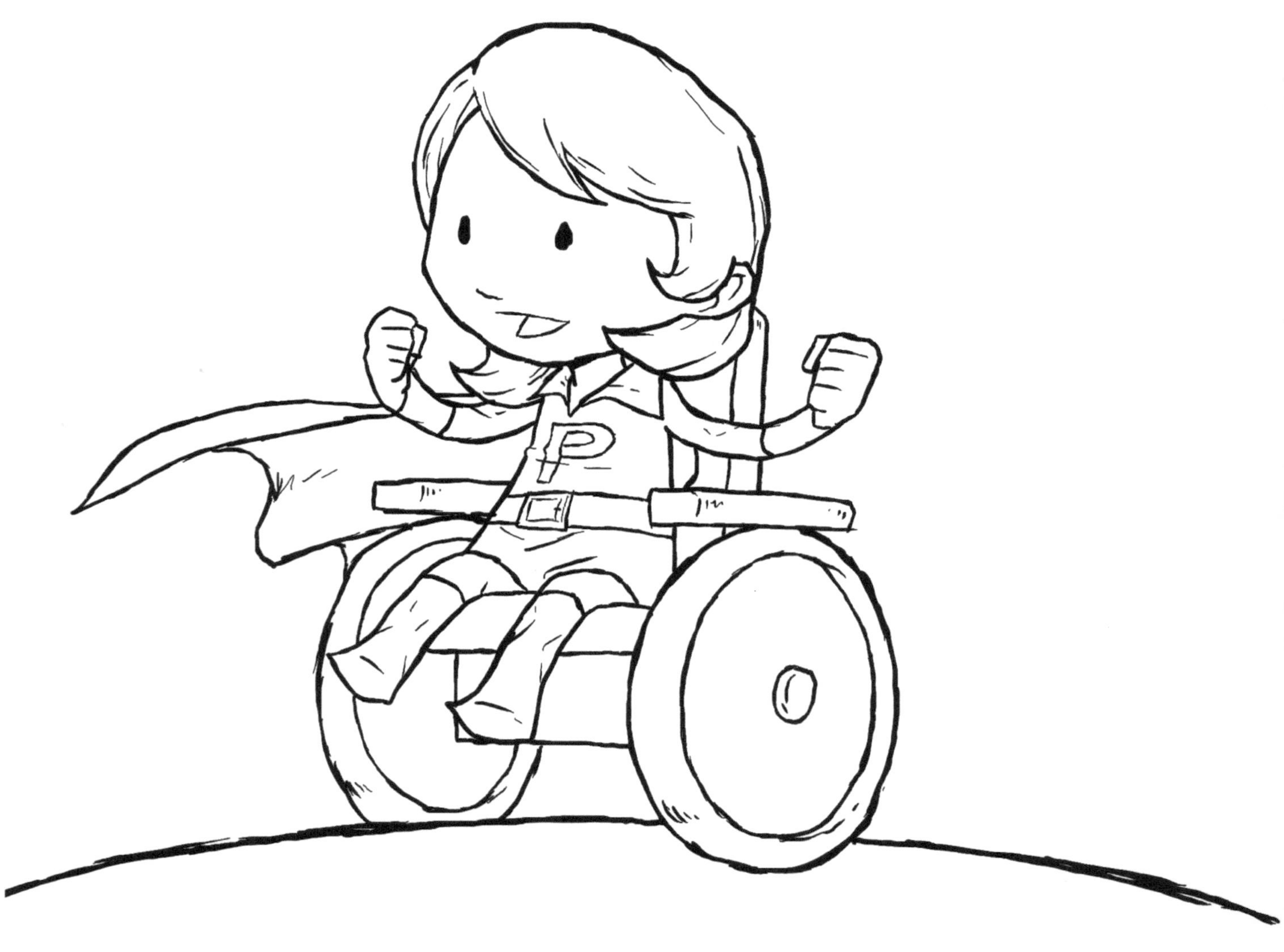

P

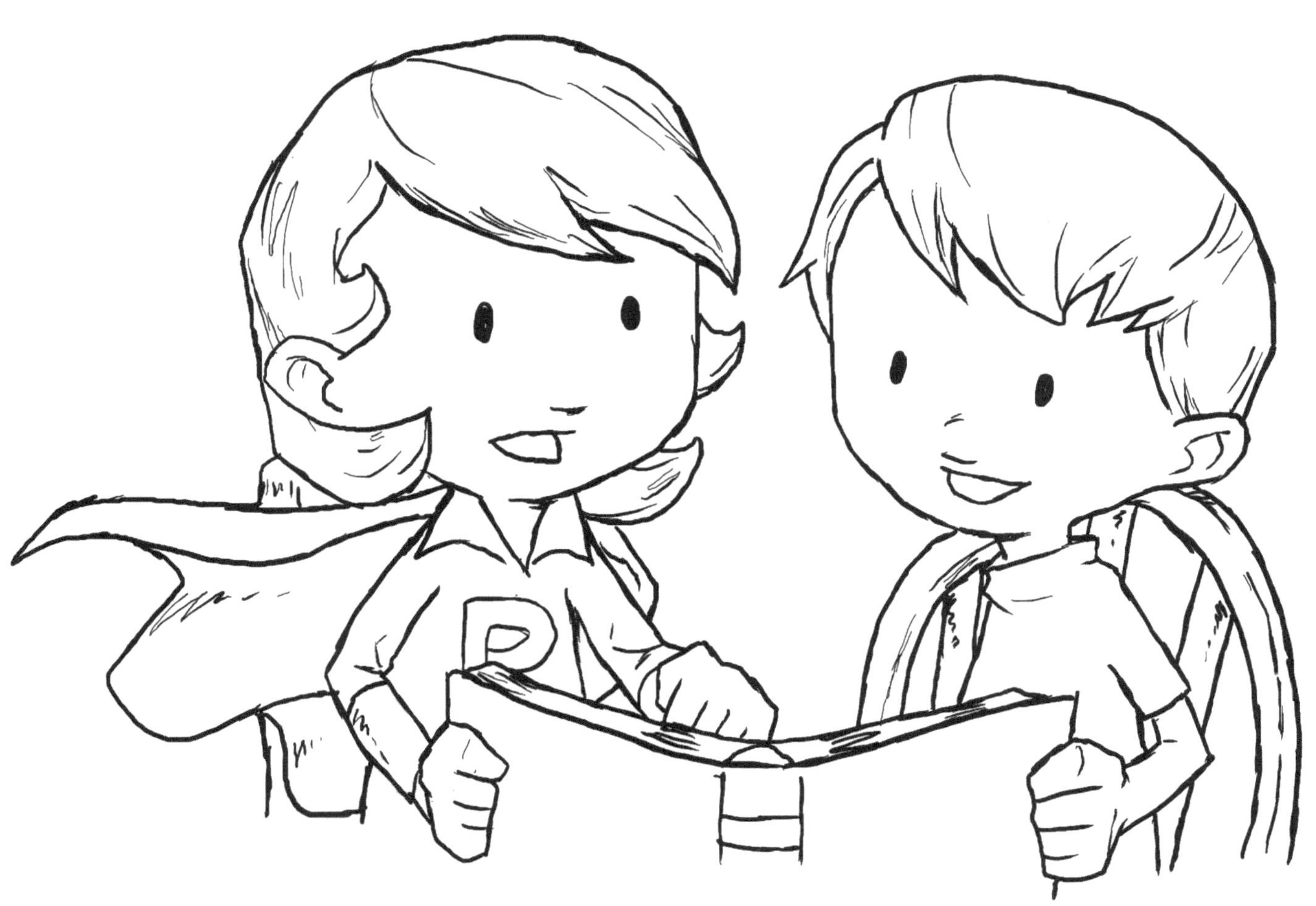

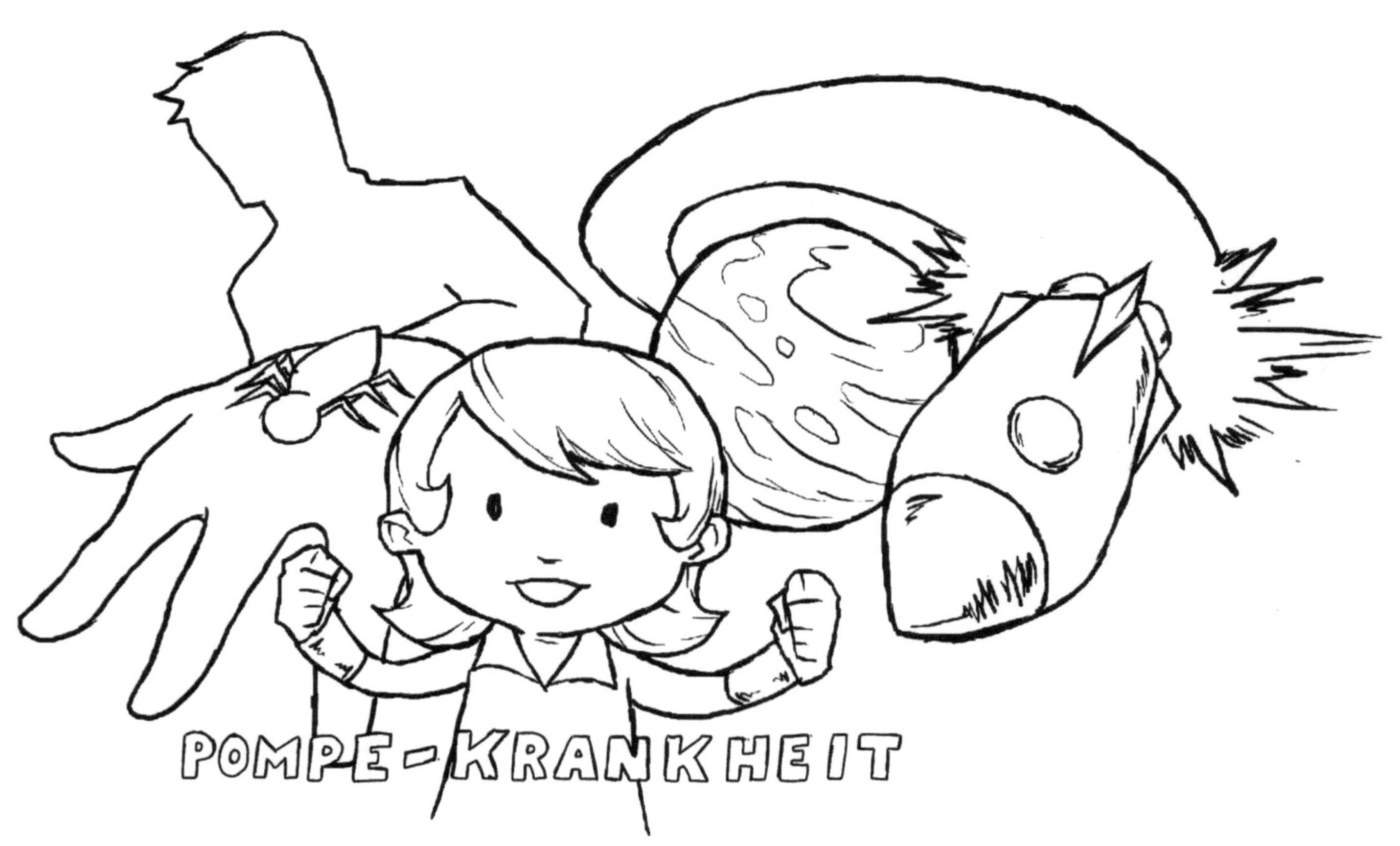

POMPE-KRANKHEIT

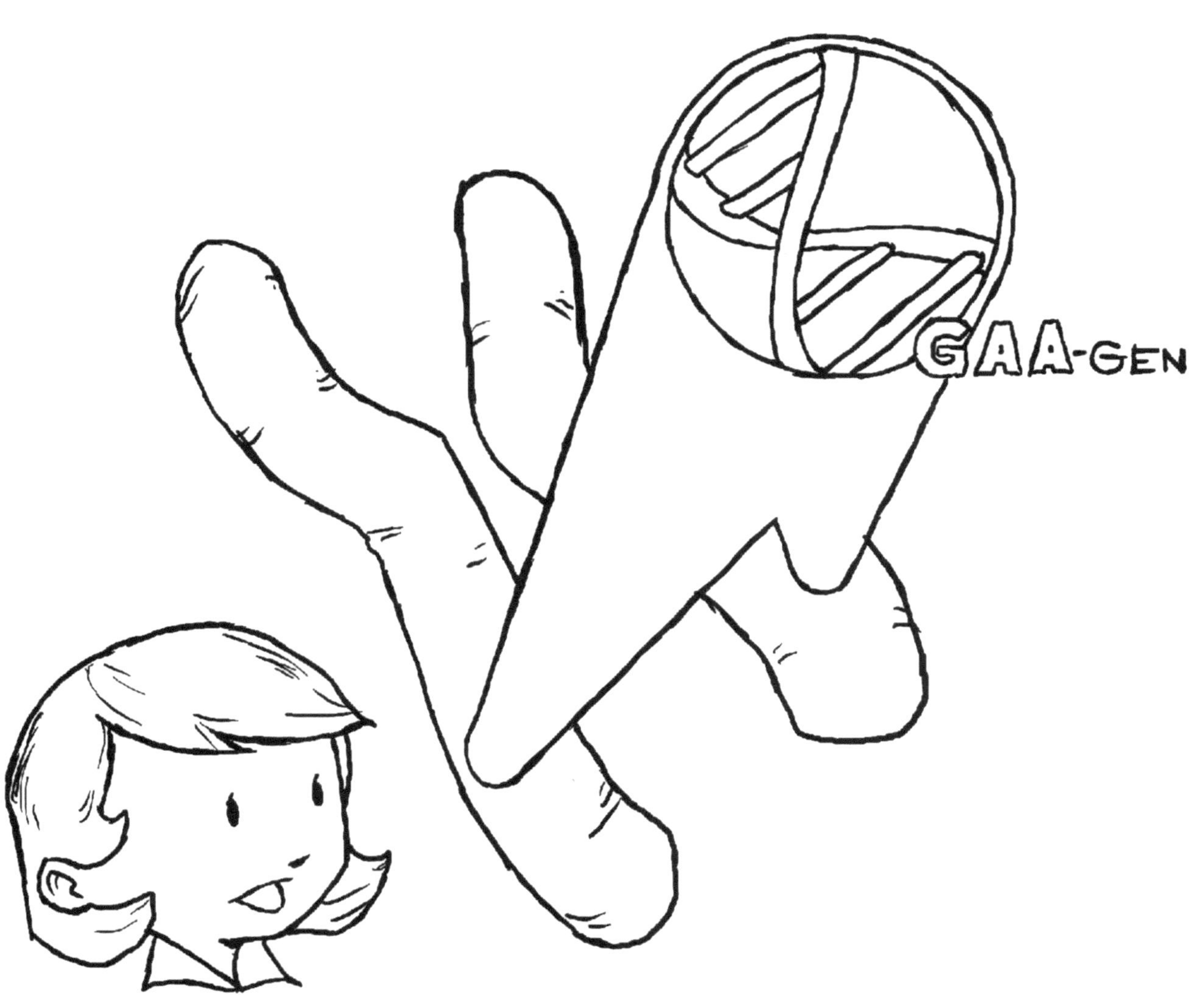
GAA-GEN